全国中医药专业技术资格考试
中药专业(初级士)押题秘卷

全国中医药专业技术资格考试命题研究组　编

中国中医药出版社
·北　京·

图书在版编目（CIP）数据

全国中医药专业技术资格考试中药专业（初级士）押题秘卷/全国中医药专业技术资格考试命题研究组编．—北京：中国中医药出版社，2020.1
ISBN 978-7-5132-5810-4

Ⅰ.①全… Ⅱ.①全… Ⅲ.①中药学-资格考试-习题集 Ⅳ.①R28-44

中国版本图书馆 CIP 数据核字（2019）第 231811 号

中国中医药出版社出版

北京经济技术开发区科创十三街 31 号院二区 8 号楼
邮政编码 100176
传真 010-64405750
山东临沂新华印刷物流集团有限责任公司印刷
各地新华书店经销

开本 787×1092 1/16 印张 7.75 字数 193 千字
2020 年 1 月第 1 版 2020 年 1 月第 1 次印刷
书号 ISBN 978-7-5132-5810-4

定价 39.00 元
网址 www.cptcm.com

答 疑 热 线 010-86464504
购 书 热 线 010-89535836
维 权 打 假 010-64405753

微信服务号 zgzyycbs
微商城网址 https://kdt.im/LIdUGr
官方微博 http://e.weibo.com/cptcm
天猫旗舰店网址 https://zgzyycbs.tmall.com

如有印装质量问题请与本社出版部联系（010-64405510）
版权专有 侵权必究

使用说明

为进一步贯彻人力资源和社会保障部、国家卫生健康委员会及国家中医药管理局关于全国卫生专业技术资格考试的有关精神，进一步落实中医药专业技术资格考试的目标要求，国家中医药管理局人事教育司委托国家中医药管理局中医师资格认证中心颁布了最新版《全国中医药专业技术资格考试大纲》。

为了配合新大纲的实施，帮助考生顺利通过考试，我们组织高等中医药院校相关学科的优秀教师团队，依据新大纲编写了相应的《全国中医药专业技术资格考试通关系列丛书》。

本书含3套标准试卷，按照最新版大纲的要求编写，根据历年真卷筛选出易考易错题，通过对历年真卷考点分布的严格测算进行设计，力求让考生感受最真实的全国中医药专业技术资格考试命题环境，使考生在备考时和临考前能够全面了解自身对知识的掌握情况，做到查缺补漏、有的放矢。同时供考生考前自测，通过练习熟悉考试形式、掌握考试节奏、适应考试题量、巩固薄弱环节，确保考试顺利通过。

目 录

- 中药专业（初级士）押题秘卷（一）（共38页）
- 中药专业（初级士）押题秘卷（二）（共38页）
- 中药专业（初级士）押题秘卷（三）（共38页）

试卷标识码:

全国中医药专业技术资格考试

中药专业(初级士)押题秘卷(一)

考试日期： 年 月 日

考试时间：9：00—11：30

考生姓名：_____

准考证号：_____

考　　点：_____

考 场 号：_____

一、A 型题（单句型最佳选择题）

答题说明

以下每一道考题下面有 A、B、C、D、E 五个备选答案，请从中选择一个最佳答案。

1. 降泄的含义是
   A. 杏仁味苦降泄肺气,治咳喘气逆必投
   B. 大黄苦寒,泄热通便,用于热结便秘
   C. 黄连、栀子味苦,能清热泻火,治火热内蕴或上攻诸证
   D. 连翘味苦微寒,质轻浮散,善清热解毒,为疮家圣药
   E. 玄参味苦,质润性寒,善解毒散结而疗肿毒结核

2. 影响药物升降浮沉转化的条件是
   A. 炮制和配伍
   B. 药物的效用
   C. 药物的质地轻重
   D. 药物的性味
   E. 药物的气味厚薄

3. "十九"畏中硫黄畏
   A. 朴硝
   B. 珍珠
   C. 硼砂
   D. 朱砂
   E. 雄黄

4. 入煎剂宜包煎的药物是
   A. 菊花
   B. 番泻叶
   C. 附子
   D. 旋覆花
   E. 桔梗

5. 下列尤善祛上半身风湿的药物为
   A. 羌活
   B. 白芷
   C. 独活
   D. 藁本

   E. 细辛

6. 治疗外感表虚有汗,最宜选用的药物为
   A. 桂枝
   B. 麻黄
   C. 白芷
   D. 紫苏
   E. 防风

7. 鱼腥草的功效为
   A. 清热解毒,润肺止咳
   B. 清热解毒,清心利尿
   C. 清热解毒,清肺化痰
   D. 清热解毒,平肝明目
   E. 清热解毒,消痈排脓,利尿通淋

8. 健胃消食药的服药时间是
   A. 饭前服
   B. 饭后服
   C. 多次分服
   D. 空腹时服
   E. 腹痛时服

9. 芦荟的功效为
   A. 泻下,攻积,杀虫
   B. 泻下,解毒,活血
   C. 泻下,软坚,清热
   D. 泻下,润肠,逐水
   E. 泻下,清肝,杀虫

10. 有祛风湿、通经络、止痹痛、治骨鲠功效的药物是
    A. 威灵仙
    B. 独活
    C. 防己
    D. 秦艽

E. 徐长卿

11. 下列既能行气除满,又可平喘的药物为
    A. 陈皮
    B. 麻黄
    C. 枳壳
    D. 厚朴
    E. 大腹皮

12. 下列各项,不属于滑石主治病证的是
    A. 湿热淋痛
    B. 暑温、湿温
    C. 湿疹、湿疮
    D. 暑热、痱毒
    E. 寒湿带下

13. 石韦的功效是
    A. 利水渗湿,清热消肿
    B. 利水通淋,清肝明目
    C. 利水通淋,祛风除湿
    D. 利水通淋,清肺止咳
    E. 利尿通淋,杀虫止痒

14. 元气大亏、阳气暴脱、肢厥汗出、呼吸微弱者,最宜选用的药物为
    A. 附子、干姜
    B. 附子、肉桂
    C. 附子、熟地黄
    D. 附子、人参
    E. 附子、黄芪

15. 木香能治胁痛、黄疸是由于其能
    A. 行气止痛
    B. 利胆退黄
    C. 苦泄温通
    D. 疏泻肝胆
    E. 清利肝胆湿热

16. 治疗肾阳不足,膀胱虚寒的尿频、遗尿等症宜用的药物为
    A. 沉香
    B. 干姜
    C. 荔枝核
    D. 吴茱萸
    E. 乌药

17. 谷芽的功效为
    A. 消食和中,健脾开胃
    B. 消食运脾,化湿止泻
    C. 消食健脾,行气导滞
    D. 消食和中,行气化湿
    E. 消食除满,化痰下气

18. 下列可治疗疟疾的驱虫药为
    A. 雷丸
    B. 贯众
    C. 槟榔
    D. 鹤草芽
    E. 使君子

19. 功能为凉血止血,解毒敛疮的药物是
    A. 白茅根
    B. 大蓟
    C. 槐花
    D. 小蓟
    E. 地榆

20. 下列善于温经止血的药物是
    A. 紫珠
    B. 炮姜
    C. 槐花
    D. 小蓟
    E. 茜草

21. 既能凉血止血,又能收敛止血、解毒敛疮的药物是
    A. 侧柏叶
    B. 大蓟

C. 苎麻根
D. 地榆
E. 栀子

22. 生用活血通经,炒炭凉血止血的药物是
    A. 侧柏叶
    B. 茜草
    C. 苏木
    D. 刘寄奴
    E. 艾叶

23. 活血化瘀药中常用于治疗脑缺血的一组药是
    A. 丹参、川芎、延胡索
    B. 丹参、川芎、水蛭
    C. 姜黄、桃仁、当归
    D. 红花、虎杖、川芎
    E. 丹参、姜黄、桃仁

24. 下列既能活血调经,又能凉血安神的药是
    A. 川芎
    B. 桃仁
    C. 丹参
    D. 红花
    E. 赤芍

25. 善治"皮里膜外之痰"的药物为
    A. 旋覆花
    B. 莱菔子
    C. 白芥子
    D. 天南星
    E. 苦杏仁

26. 下列既能清热化痰,又能润肠通便的药物为
    A. 浙贝母
    B. 川贝母
    C. 瓜蒌
    D. 竹茹
    E. 天竺黄

27. 下列各项,不属于丸剂特点的是
    A. 不易变质
    B. 服用方便
    C. 吸收缓慢
    D. 药效持久
    E. 适用于慢性虚弱性病证

28. 下列不属"八法"内容的是
    A. 汗法、吐法
    B. 宣法、通法
    C. 清法、补法
    D. 下法、清法
    E. 和法、温法

29. "干霍乱吐泻不得"者,宜用
    A. 下法
    B. 吐法
    C. 消法
    D. 清法
    E. 温法

30. 下列病证,不宜使用下法治疗的是
    A. 宿食
    B. 积水
    C. 瘀血
    D. 结痰
    E. 痞块

31. 下列各项,属于反佐药作用的是
    A. 降低君臣药之毒
    B. 缓和君臣药之峻
    C. 监制君臣药之偏
    D. 防止邪甚而拒药
    E. 协助君臣药之力

32. 银翘散与桑菊饮所共有的药物是
    A. 银花、桑叶

B. 连翘、菊花
C. 连翘、桔梗
D. 竹叶、薄荷
E. 杏仁、荆芥

33. 原则上不宜使用解表剂的病证是
    A. 麻疹初起
    B. 痢疾初起
    C. 水肿初起
    D. 温病初起
    E. 麻疹已透

34. 九味羌活汤中不包括
    A. 防风、苍术
    B. 荆芥、秦艽
    C. 细辛、生地黄
    D. 细辛、白芷
    E. 黄芩、甘草

35. 下列具有发汗解表、宣肺平喘功效的方剂为
    A. 银翘散
    B. 小青龙汤
    C. 败毒散
    D. 麻黄汤
    E. 桂枝汤

36. 麻子仁丸的组成为
    A. 小承气汤加麻仁、杏仁、白芍、甘草
    B. 小承气汤加麻仁、杏仁、白芍、蜂蜜
    C. 调胃承气汤加麻仁、杏仁、白芍、甘草
    D. 调胃承气汤加麻仁、杏仁、白芍、蜂蜜
    E. 大承气汤加麻仁、杏仁、白芍

37. 不能体现大承气汤治法的是
    A. 通因通用
    B. 急下存阴
    C. 釜底抽薪
    D. 上病下取

E. 增水行舟

38. 下列泻下剂组成中不含大黄的是
    A. 调胃承气汤
    B. 麻子仁丸
    C. 黄龙汤
    D. 温脾汤
    E. 济川煎

39. 下列各项是对十枣汤使用注意事项的描述，其中欠妥的是
    A. 根据患者耐药性酌情增减药量
    B. 宜清晨空腹时服用
    C. 年老体弱者慎用
    D. 宜从大剂量开始
    E. 孕妇忌用

40. 大黄牡丹汤的功用是
    A. 活血解毒，滋阴泻火
    B. 行气活血，清热解毒
    C. 泄热破瘀，散结消肿
    D. 清热解毒，攻下散结
    E. 解毒消痈，活血祛瘀

41. 半夏泻心汤的功效是
    A. 和胃降逆，化痰散结
    B. 平调寒热，散结除痞
    C. 平调寒热，理气和胃
    D. 降逆化痰，调和肝脾
    E. 补气健脾，散结除痞

42. 下列体现"六经分治"法的方剂是
    A. 大柴胡汤
    B. 防风通圣散
    C. 九味羌活汤
    D. 调胃承气汤
    E. 葛根黄芩黄连汤

43. 小柴胡汤中和解少阳的主要药物是

A. 柴胡与半夏
B. 半夏与生姜
C. 黄芩与人参
D. 柴胡与黄芩
E. 黄芩与半夏

44. 患者身大热，口大渴，汗大出，脉洪大，治疗宜选用的方剂为
    A. 白虎汤
    B. 黄连解毒汤
    C. 凉膈散
    D. 大承气汤
    E. 犀角地黄汤

45. 清营汤中寓有"入营犹可透热转气"之意的是
    A. 犀角、黄连、地黄
    B. 黄连、竹叶、玄参
    C. 金银花、连翘、竹叶
    D. 金银花、连翘、黄连
    E. 犀角、羚羊角、玄参

46. 龙胆泻肝汤的功用是
    A. 攻下热结，益气活血
    B. 泄热破瘀，散结消肿
    C. 润肠泄热，行气通便
    D. 清泻肝胆实火，清利肝经湿热
    E. 清热解毒，疏风散邪

47. 下列方组中含有六一散组成的是
    A. 清暑益气汤
    B. 藿香正气散
    C. 温胆汤
    D. 蒿芩清胆汤
    E. 导赤散

48. 原书中麻杏甘石汤，麻黄与石膏用量的比例为
    A. 1∶2

B. 2∶1
C. 3∶1
D. 1∶1
E. 5∶1

49. 四逆汤主治病证的病位是
    A. 心、肾
    B. 肝、肾
    C. 脾、肺
    D. 心、肝
    E. 脾、胃

50. 组成中不含人参、甘草、大枣的方剂是
    A. 半夏泻心汤
    B. 理中丸
    C. 橘皮竹茹汤
    D. 小柴胡汤
    E. 旋覆代赭汤

51. 阳和汤的主治病证是
    A. 丹毒
    B. 阴疽
    C. 喑痱
    D. 寒痹
    E. 大头瘟

52. 下列具有温补肾阳、填精补髓功效的方剂为
    A. 左归丸
    B. 右归丸
    C. 地黄饮子
    D. 肾气丸
    E. 以上均非

53. 炙甘草汤的君药为
    A. 炙甘草
    B. 人参
    C. 桂枝
    D. 生地黄

E. 麦冬

54. 下列方剂中柴胡用量最少且为佐药的是
    A. 小柴胡汤
    B. 当归四逆汤
    C. 补中益气汤
    D. 四逆汤
    E. 逍遥散

55. 方组中不含有四君子汤组成的是
    A. 补中益气汤
    B. 参苓白术散
    C. 六君子汤
    D. 异功散
    E. 香砂六君子汤

56. 交通心肾法的代表方为
    A. 归脾汤
    B. 四神丸
    C. 真人养脏汤
    D. 桑螵蛸散
    E. 生脉散

57. 真人养脏汤主治的病证为
    A. 脾虚之泄泻
    B. 脾肾虚寒之久泻久痢
    C. 肝脾不和之泄泻
    D. 脾虚夹湿之泄泻
    E. 寒湿之泄泻

58. 固冲汤与归脾汤的共同药物为
    A. 龙骨、牡蛎
    B. 人参、茯苓
    C. 白芍、当归
    D. 酸枣仁、龙眼肉
    E. 白术、黄芪

59. 朱砂安神丸的药组中有泻火除烦功用的是
    A. 栀子
    B. 黄连
    C. 知母
    D. 石膏
    E. 竹叶

60. 在安神剂中,具有清心泻火之功的是
    A. 甘麦大枣汤
    B. 朱砂安神丸
    C. 磁朱丸
    D. 酸枣仁汤
    E. 天王补心丹

61. 朱砂安神丸的功效为
    A. 重镇安神,清心泻火
    B. 镇心安神,清热涤痰
    C. 滋阴养血,补心安神
    D. 益阴明目,重镇安神
    E. 养血安神,清热除烦

62. 天王补心丹的组成中包括的"三参"为
    A. 人参、沙参、玄参
    B. 党参、丹参、沙参
    C. 人参、丹参、玄参
    D. 人参、党参、玄参
    E. 党参、丹参、玄参

63. 使用开窍剂时,以下不正确的是
    A. 只可暂用,不可久服
    B. 煎煮时间宜短
    C. 宜制成丸散剂使用
    D. 孕妇忌用
    E. 中病即止

64. 安宫牛黄丸的功效是
    A. 清热开窍,化痰解毒
    B. 清热开窍,化浊解毒
    C. 化痰开窍,辟秽解毒
    D. 清热开窍,辟秽解毒
    E. 清热开窍,豁痰解毒

65. 半夏厚朴汤组成药物中不包括
    A. 陈皮
    B. 厚朴
    C. 茯苓
    D. 苏叶
    E. 生姜

66. 苏子降气汤组成中含有的药物是
    A. 苏子、茴香
    B. 苏叶、茯苓
    C. 前胡、茯苓
    D. 桂枝、当归
    E. 厚朴、生姜

67. 血府逐瘀汤除活血化瘀外还具有的功用为
    A. 散结止痛
    B. 补气通络
    C. 温经止痛
    D. 行气止痛
    E. 疏肝通络

68. 血府逐瘀汤组成药物中不包括
    A. 桃仁、红花
    B. 生地黄、赤芍
    C. 桔梗、牛膝
    D. 当归、川芎
    E. 郁金、香附

69. 药物组成中无茯苓的是
    A. 半夏厚朴汤
    B. 厚朴温中汤
    C. 枳实消痞丸
    D. 苏子降气汤
    E. 逍遥散

70. 百合固金汤的病因病机为
    A. 肺胃阴亏,虚火上炎
    B. 肺肾阴亏,虚火上炎
    C. 肝肾阴虚,虚火上炎
    D. 肺肾阴亏,复感疫毒
    E. 燥热伤肺,气阴两伤

71. 防己黄芪汤的功用不包括
    A. 益气
    B. 健脾
    C. 利水
    D. 祛风
    E. 温阳

72. 下列具有辛开苦降功效的方剂为
    A. 小建中汤
    B. 败毒散
    C. 桂枝汤
    D. 四逆汤
    E. 小陷胸汤

73. 由山楂、神曲、半夏、茯苓、陈皮、连翘、莱菔子组成的方剂为
    A. 健脾丸
    B. 平胃散
    C. 枳实消痞丸
    D. 保和丸
    E. 三仁汤

74. 健脾丸的组成药物不包括
    A. 白术、木香
    B. 砂仁、肉豆蔻
    C. 黄连、甘草
    D. 半夏、莱菔子
    E. 神曲、山药

二、B型题（标准配伍题）

答题说明

以下提供若干组考题，每组考题共用在考题前列出的A、B、C、D、E五个备选答案。请从中选择一个与问题关系最密切的答案。某个备选答案可能被选择一次、多次或不被选择。

（75~76题共用备选答案）
A. 胸痹患者
B. 热性病患者
C. 疮疡、皮肤病患者
D. 脾胃虚弱患者
E. 肝阳上亢患者

75. 忌食鱼、虾、蟹等腥膻发物和辛辣刺激之品的为
76. 忌食胡椒、辣椒、大蒜、酒等辛热助阳之品的为

（77~78题共用备选答案）
A. 四气
B. 毒性
C. 归经
D. 五味
E. 升降浮沉

77. 表示药物作用部位的是
78. 反映药物作用趋势的是

（79~80题共用备选答案）
A. 桑叶、菊花
B. 蝉蜕、牛蒡子
C. 升麻、牛蒡子
D. 薄荷、牛蒡子
E. 升麻、柴胡

79. 既能疏散风热，又具有清热解毒之功效的药物是
80. 既能疏散风热，又具有升阳举陷之功效的药物是

（81~82题共用备选答案）
A. 清热燥湿，泻火安胎
B. 清热燥湿，退虚热
C. 清热燥湿，清胃止呕

D. 清热燥湿，泻肝胆火
E. 清热燥湿，祛风杀虫

81. 黄芩的功能是
82. 苦参的功能是

（83~84题共用备选答案）
A. 甘遂
B. 芫花
C. 巴豆
D. 牵牛子
E. 番泻叶

83. 具有泻水逐饮、消肿散结功效的药物是
84. 具有泻水逐饮、祛痰止咳功效的药物是

（85~86题共用备选答案）
A. 既能祛风湿，又能清热解毒
B. 既能祛风湿，又能强筋骨
C. 既能祛风湿，又能清虚热
D. 既能祛风湿，又能凉血消肿
E. 既能祛风湿，又能利关节

85. 桑枝具有的功效是
86. 千年健具有的功效是

（87~88题共用备选答案）
A. 苍术
B. 厚朴
C. 草豆蔻
D. 白豆蔻
E. 藿香

87. 善治暑湿或湿温初起的药物是
88. 善治风寒夹湿表证的药物是

（89~90题共用备选答案）
A. 温里药
B. 祛风湿药

C. 软坚散结药
D. 泻下药
E. 清热药

89. 治疗热壅血滞证选用活血祛瘀药时,需配

90. 治疗癥瘕积聚证选用活血祛瘀药时,需配

(91~92题共用备选答案)
A. 佐药
B. 臣药
C. 君药
D. 使药
E. 反佐药

91. 协助君药加强治疗作用、针对重要的兼病或兼证起主要治疗作用的药物是

92. 能引导方中诸药达到病所、能调和方中诸药作用的药物是

(93~94题共用备选答案)
A. 桑菊饮
B. 银翘散
C. 泻白散
D. 白虎汤
E. 麻杏甘石汤

93. 吴瑭所称"辛凉轻剂"是指

94. 吴瑭所称"辛凉平剂"是指

(95~96题共用备选答案)
A. 大承气汤
B. 大黄牡丹汤
C. 麻子仁丸
D. 温脾汤
E. 十枣汤

95. 具有峻下热结功用的方剂是

96. 具有攻逐水饮功用的方剂是

(97~98题共用备选答案)
A. 甘草、粳米、石膏
B. 甘草、粳米、竹叶
C. 麦冬、人参、竹叶
D. 半夏、麦冬、黄连
E. 麦冬、石斛、半夏

97. 清暑益气汤(《温热经纬》)和竹叶石膏汤组成中均含有的药物是

98. 白虎汤和竹叶石膏汤组成中均含有的药物是

(99~100题共用备选答案)
A. 凉膈散
B. 芍药汤
C. 龙胆泻肝汤
D. 清营汤
E. 清胃散

99. 由生地黄、当归、牡丹皮、黄连、升麻组成的方剂是

100. 由栀子、木通、车前子、泽泻、黄芩、龙胆草、生地黄、柴胡、生甘草、当归组成的方剂是

一、A 型题（单句型最佳选择题）

答题说明
以下每一道考题下面有 A、B、C、D、E 五个备选答案,请从中选择一个最佳答案。

1. 中医学的基本特点为
   A. 望闻问切与辨证论治
   B. 整体观念与辨证论治
   C. 以五脏为主的整体观
   D. 阴阳五行与脏象经络
   E. 辨证求因与审因论治

2. 中医学中"肝郁脾虚"指的是
   A. 疾病
   B. 证候
   C. 症状
   D. 体征
   E. 状态

3. 人体是一个有机整体,其中心是
   A. 经络
   B. 六腑
   C. 奇恒之腑
   D. 形体官窍
   E. 五脏

4. 阴损及阳,阳损及阴,说明阴阳之间的关系为
   A. 阴阳对立制约
   B. 阴阳相互转化
   C. 阴阳自和与平衡
   D. 阴阳消长平衡
   E. 阴阳互根互用

5. 下列符合中医学认识疾病和处理疾病原则的是
   A. 整体观念
   B. 异病同治
   C. 同病异治
   D. 辨病施治
   E. 辨证论治

6. "阳病治阴"的适应证是
   A. 阴偏盛
   B. 阴阳两虚
   C. 阴偏衰
   D. 阳偏盛
   E. 阳偏衰

7. 阴阳之"征兆"是
   A. 内与外
   B. 明与暗
   C. 上与下
   D. 水与火
   E. 左与右

8. 用阴阳学说来说明人体的组织结构,下列说法错误的是
   A. 五脏属阴,六腑属阳
   B. 背为阴,腹为阳
   C. 内为阴,外为阳
   D. 下部为阴,上部为阳
   E. 心肺属阳,肝、脾、肾属阴

9. "阳胜则阴病"指的是
   A. 阴盛格阳,使得虚阳外越
   B. 阳气亢盛,消灼人体阴液
   C. 阳气不足,导致阴气偏胜
   D. 阴损及阳,导致阴阳两虚
   E. 阴寒过盛,导致阳气损伤

10. 五行相生的规律是
    A. 木→火→土→金→水→木
    B. 木→土→水→火→金→木
    C. 水→火→土→金→木→水
    D. 金→木→水→火→土→金
    E. 木→土→金→水→火→木

11. 下列属于母病及子的是
    A. 肺病及肾

B. 肝病及肾
C. 脾病及肾
D. 心病及肝
E. 肺病及心

12. 根据五行规律,脾病及肝属于
    A. 相克
    B. 相侮
    C. 相乘
    D. 母病及子
    E. 子病犯母

13. 下列能产生天癸的物质是
    A. 水谷精微
    B. 肾精
    C. 命门之火
    D. 冲任气血
    E. 肝血

14. 下列与肝主疏泄关系不密切的是
    A. 气机的调节
    B. 血液的运行
    C. 情志的调节
    D. 津液的代谢
    E. 精气的封藏

15. "孤府"指的是
    A. 胃
    B. 膀胱
    C. 小肠
    D. 胆
    E. 三焦

16. "血府"是指
    A. 心
    B. 脉
    C. 肝
    D. 冲脉
    E. 脾

17. 下列与气的生成密切相关的脏腑是
    A. 脾肺心
    B. 肺肝肾
    C. 肺脾肾
    D. 肝心肾
    E. 肝心脾

18. 布散于体表皮肤、肌肉和孔窍,并能渗入血脉起濡养作用的是
    A. 气
    B. 血
    C. 精
    D. 津
    E. 液

19. "气机升降之枢"的意思是
    A. 肺主呼气,肾主纳气
    B. 肝主左升,肺主右降
    C. 心火下降,肾水上升
    D. 脾主升,胃主降
    E. 以上都不是

20. 《诸病源候论·冷气候》载"夫脏气虚,则内生寒也",说明了气的
    A. 推动作用
    B. 温煦作用
    C. 防御作用
    D. 气化作用
    E. 固摄作用

21. 下列十二经脉气血流注的形式是
    A. 循环贯注
    B. 左右贯注
    C. 手足贯注
    D. 上下贯注
    E. 以上都不是

22. 十二经筋的分布,多结聚于
    A. 四肢末端
    B. 胸腹部
    C. 关节和骨骼附近
    D. 肌肤体表部位

E. 头面及项部

23. 循行均通过其经别到达头部的经脉为
A. 手太阳与足少阴
B. 手少阴与足太阴
C. 手太阳与足太阳
D. 手阳明与足阳明
E. 手太阳与足阳明

24. 在头面部,手太阳经主要分布的部位是
A. 头项
B. 头后
C. 侧头部
D. 面颊部
E. 额部

25. 下列六淫中最易致肿疡的病邪是
A. 燥
B. 暑
C. 火
D. 风
E. 寒

26. 下列与痰饮形成密切相关的脏腑是
A. 心、肝、肾、脾
B. 肺、脾、肾、三焦
C. 心、脾、胃、肾
D. 脾、胃、肝、肺
E. 肝、肾、胃、心

27. 《内经》所说"味过于辛"则
A. 肝气以津,脾气乃绝
B. 大骨气劳,短肌,心气抑
C. 心气喘满,色黑,肾气不衡
D. 脾气不濡,胃气乃厚
E. 筋脉沮弛,精神乃央

28. "风雨寒热,不得虚,邪不能独伤人"说明
A. 六淫的侵袭与传变致病
B. 脏腑之间协调平衡被破坏致病
C. 正气不足使邪气可乘虚致病
D. 阴阳失调致病
E. 人与外界环境的协调平衡被破坏致病

29. 真寒假热证的病机特点为
A. 阴盛格阳
B. 阳盛格阴
C. 阴胜则阳病
D. 阳损及阴
E. 阳胜则阴病

30. 望诊的主要内容不包括
A. 望神
B. 望色
C. 望形态
D. 望腹腔穿刺液
E. 望二便

31. 心气虚证与心阳虚证的区别在于
A. 心悸或怔忡,动则尤甚
B. 气短
C. 心胸憋闷
D. 自汗
E. 怕冷

32. 肺阴虚证中痰的特点是
A. 干咳无痰
B. 痰清稀色白
C. 痰稠色黄
D. 痰夹泡沫
E. 脓血腥臭痰

33. "用寒远寒"是指
A. 寒热错杂慎用寒药
B. 寒实证忌用寒药
C. 气候寒冷慎用寒药
D. 虚寒证慎用寒药
E. 寒从中生慎用寒药

34. "急则治标"适应于
A. 二便不通
B. 肺肾阴虚咳嗽

C. 阴虚便秘
D. 慢性胃痛
E. 体虚外感

35. 药事管理的宗旨是
   A. 保证用药安全、有效、经济、合理、方便、及时
   B. 保证药品研究开发、制造、采购、营销、运输、服务、使用等
   C. 对药事活动实施必要的管理
   D. 保证用药安全、有效
   E. 维护宪法和法律

36. 我国药事管理的主要内容有
   A. 只有微观药事管理
   B. 只有宏观药事管理
   C. 宏观和微观药事管理
   D. 药品管理
   E. 药品监督管理

37. 现行版《中华人民共和国药典》三部收载
   A. 药材及饮片、植物油脂和提取物、成方制剂和单味制剂
   B. 抗生素、生化药品
   C. 化学药品
   D. 生物制品
   E. 放射性药品及药用辅料

38. 下列关于处方药管理规定的说法中,正确的是
   A. 可以采取开架自选销售方式
   B. 部分处方药可以不凭处方销售
   C. 可以在大众传播媒介进行广告宣传
   D. 可以采取网上零售的方式销售
   E. 经营处方药必须具有"药品经营许可证"

39. 药品生产企业承担着的首要责任为
   A. 保证生产安全
   B. 保证药品质量
   C. 保证药品销售渠道
   D. 保证药品效期

E. 保证员工利益

40. 药品生产企业管理的特殊要求是具有
   A. 药学技术人员
   B. 质量管理机构
   C. 质量管理制度
   D. 质量检验机构
   E. 质量管理人员

41. 禁止采猎的野生药材物种是
   A. 羚羊角
   B. 黄芩
   C. 丹参
   D. 天麻
   E. 天冬

42. 属于被禁止贸易,取消药用标准的动物药材是
   A. 羚羊角
   B. 豹骨
   C. 虎骨
   D. 熊胆
   E. 牛黄

43. 麻醉药品和精神药品,是指
   A. 列入《麻醉药品品种目录》《精神药品品种目录》的药品
   B. 列入《麻醉药品品种目录》《精神药品品种目录》的物质
   C. 列入《麻醉药品品种目录》《精神药品品种目录》的药品和其他物质
   D. 列入《麻醉药品品种目录》《第一类精神药品品种目录》的药品和其他物质
   E. 列入《麻醉药品品种目录》《第二类精神药品品种目录》的药品和其他物质

44. 下列与《麻醉药品和精神药品管理条例》不相符的是
   A. 精神药品分为第一类精神药品和第二类精神药品
   B. 国家对麻醉药品药用原植物及麻醉药品

和精神药品实行管制
C. 未经许可,任何单位、个人不得进行麻醉药品药用原植物的种植及麻醉药品和精神药品的实验研究、生产、经营、使用、储存、运输等活动
D. 麻醉药品分为第一类麻醉药品和第二类麻醉药品
E. 麻醉药品和精神药品生产、经营企业和使用单位可以依法参加行业协会,行业协会应当加强行业自律管理

45. 医疗用毒性药品系指
    A. 连续使用后易产生生理依赖性,能成瘾癖的药品
    B. 毒性剧烈、治疗剂量与中毒剂量相近,使用不当会致人中毒或死亡的药品
    C. 正常用法用量下出现与用药目的无关的或意外不良反应的药品
    D. 直接作用于中枢神经系统,毒性剧烈的药品
    E. 毒性剧烈,连续使用后易产生较大毒副作用的药品

46. 毒性药品处方调配时
    A. 处方一次有效,由患者保存处方
    B. 对处方做出明显标记,以利患者再次使用
    C. 处方二次有效,取药后调配部门保存1年备查
    D. 处方一次有效,取药后调配部门保存2年备查
    E. 可不凭处方零售,但应向患者说明注意事项

47. 国家药物政策包括
    A. 基本药物,价格合理,政策支持,储存体系,质量保证,合理用药
    B. 基本药物,价格低廉,财政支持,供应体系,质量保证,合理用药
    C. 基本药物,价格合理,政策支持,供应体系,质量稳定,合理用药
    D. 基本药物,价格合理,财政支持,供应体系,质量保证,合理用药
    E. 基本药物,价格合理,财政支持,供应体系,质量稳定,安全用药

48. 按"临床必需、安全有效、价格合理、使用方便、中西药并重"原则遴选的药品目录是
    A. 非处方药
    B. 传统药
    C. 处方药
    D. 国家基本药物
    E. 基本医疗保险用药

49. 药学专业技术人员调剂处方时的"四查"内容不包括
    A. 查处方
    B. 查药品
    C. 查配伍禁忌
    D. 查用药合理性
    E. 查医师资格、职称

50. 下列各项中,药品招标采购应遵循的原则是
    A. 公开、公示的原则
    B. 公开、公平竞争的原则
    C. 公正的原则
    D. 公平竞争的原则
    E. 公开、公平、公正的原则

51. 发现药品可能有重大质量问题的,有义务向
    A. 当地工商局报告
    B. 当地药检所报检
    C. 当地药品监督管理部门报告
    D. 当地药品监督管理部门报告或送当地药检所检验
    E. 当地人民政府报告

52. 进口药品自首次获准进口之日起需要报告该进口药品发生的所有不良反应的时限为
    A. 1年
    B. 2年
    C. 3年
    D. 4年

E. 5 年

53. 药品质量特性不包括
   A. 安全性
   B. 有效性
   C. 稳定性
   D. 均一性
   E. 经济性

54. 药品再注册申请,是指
   A. 未曾在中国境内上市销售的药品的注册申请
   B. 生产国家食品药品监督管理局已批准上市的已有国家标准的药品的注册申请
   C. 境外已上市的药品在中国境内上市销售的注册申请
   D. 新药申请、仿制药申请或者进口药品申请经批准后,改变、增加或者取消原批准事项或者内容的注册申请
   E. 药品批准证明文件有效期满后申请人拟继续生产或者进口该药品的注册申请

55. 药品经营企业的冷库温度应为
   A. 3～8℃
   B. 2～10℃
   C. <10℃
   D. <20℃
   E. <30℃

56. 药品批发和零售连锁企业购进药品应建立购进记录,内容包括
   A. 品名、规格、厂名、生产批号
   B. 供货单位、购进数量和复核人
   C. 药品生产企业、商品名、生产批号、规格
   D. 供货单位、品名、厂名、购进数量、购进日期和复核人
   E. 药品的品名、剂型、规格、有效期、生产厂商、供货单位、购进数量、购进日期

57. 国家发展中医药的方针、政策是
   A. 优先发展中药原则
   B. 中西医并重的方针,鼓励中西医相互学习、相互补充、共同提高
   C. 先中药后西药的原则
   D. 对中药实行地方保护政策
   E. 重视西药

58. 主司妇女带下的经脉是
   A. 冲脉
   B. 任脉
   C. 带脉
   D. 督脉
   E. 阴维脉

59. 下列各项中,反映中医学基本特点的是
   A. 藏象学说为理论核心
   B. 阴阳五行学说为其理论框架
   C. 整体观念与辨证论治
   D. 生理学与病理学不能截然分开
   E. 望、闻、问、切为诊病方法

60. "阳胜则阴病,阴胜则阳病",说明阴阳之间的关系是
   A. 相互消长
   B. 对立制约
   C. 相互感应
   D. 无限可分
   E. 相互转化

61. "诸寒之而热者,取之阴",是指
   A. 阳病治阴
   B. 阴中求阳
   C. 热者寒之
   D. 用寒远寒
   E. 寒因寒用

62. 阳盛格阴所属的证是
   A. 实热证
   B. 实寒证
   C. 虚热证
   D. 虚寒证
   E. 虚实夹杂证

63. 与血虚的形成关系不密切的是
    A. 思虑过度而暗耗
    B. 脾胃虚弱
    C. 久病慢性耗损
    D. 劳倦内伤
    E. 失血过多

64. 成人牙齿松动、过早脱落,其最主要的原因是
    A. 肾阳虚
    B. 脾气虚
    C. 肾阴虚
    D. 肾精亏
    E. 脾阳虚

65. 具有贯心脉,行呼吸作用的气是
    A. 营气
    B. 元气
    C. 宗气
    D. 卫气
    E. 水谷精气

66. 下列与足太阳膀胱经相表里的经脉是
    A. 足阳明胃经
    B. 手阳明大肠经
    C. 手少阳三焦经
    D. 足少阴肾经
    E. 足厥阴肝经

67. 瘀血疼痛的特点是
    A. 刺痛
    B. 灼痛
    C. 闷痛
    D. 隐痛
    E. 胀痛

68. 引起"水土不服"的发病因素是
    A. 地域因素
    B. 气候因素
    C. 先天禀赋,体质较弱
    D. 生活、工作环境
    E. 精神状态

69. 下列易于出现阴虚阳亢(火旺)病理变化的脏腑是
    A. 心、脾、肾
    B. 脾、肝、肾
    C. 肺、脾、肾
    D. 心、肝、肾
    E. 肺、脾、肝

70. 诊法是中医诊察疾病、收集病情资料的基本方法,不包括
    A. 望
    B. 闻
    C. 问
    D. 叩
    E. 切

71. 以下哪项不是实证的特点
    A. 病程长
    B. 邪实而正气未虚
    C. 正邪剧争
    D. 起病急
    E. 病邪性质各异,临床表现复杂

72. 脾气虚证与脾气下陷证的区别是
    A. 纳少
    B. 脱肛
    C. 大便溏薄
    D. 面色萎黄无华
    E. 腹胀

73. 下列哪项不是八纲的内容
    A. 阴阳
    B. 气血
    C. 表里
    D. 寒热
    E. 虚实

74. 下列药品中,先由参保人员自付一定比例再按基本医疗保险的规定支付所发生的药品

费用的是
A. 中药饮片
B. 急救、抢救期间所需药品
C. 营养制剂
D. "甲类目录"的药品
E. "乙类目录"的药品

75. 负责组织药品经营企业认证工作的是
A. 药品监督管理部门
B. 物价局
C. 工商局
D. 国家食品药品监督管理总局
E. 国家卫生健康委员会

76. 出口中药材必须经对外贸易部门批准,办理出口中药材许可证后,方可办理出口手续。目前国家对多少种中药材出口实行审批管理
A. 15
B. 20
C. 25
D. 30
E. 35

77. 运输麻醉药品和第一类精神药品的运输证明有效期为
A. 1 年
B. 2 年
C. 3 年
D. 4 年
E. 5 年

78. 《医疗用毒性药品管理办法》规定,医疗单位调配毒性药品,每次处方剂量不得超过
A. 2 日剂量
B. 3 日剂量
C. 2 日极量
D. 3 日极量
E. 4 日剂量

79. 不属于药学专业技术人员操作规程的是
A. 调剂处方药品
B. 正确书写药袋和粘贴标签
C. 认真审核处方
D. 向患者交代病情
E. 对患者进行用药交代与指导

80. 下列对药品不良反应论述错误的是
A. 合格药品在正常用法用量下出现的与用药目的无关的或意外的有害反应
B. 不合格药品,或合格药品在错误使用条件下出现的与用药目的无关的或意外的有害反应
C. 新的药品不良反应是指药品说明书中未收载的不良反应
D. 因服用药品导致患者住院或住院时间延长的情形属于药品严重不良反应
E. 药品不良反应实施逐级、定期报告制度

二、B 型题（标准配伍题）

答题说明

以下提供若干组考题,每组考题共用在考题前列出的 A、B、C、D、E 五个备选答案。请从中选择一个与问题关系最密切的答案。某个备选答案可能被选择一次、多次或不被选择。

(81~82 题共用备选答案)
A. 温补派
B. 滋阴派
C. 攻邪派
D. 寒凉派
E. 补土派

81. 治病以汗吐下三法为主者,称为
82. 认为"阳常有余,阴常不足"者,称为

(83~84 题共用备选答案)
A. 上午
B. 下午

C. 中午
D. 前半夜
E. 后半夜
83. 属于阳中之阳的时间是
84. 属于阴中之阴的时间是

(85~86题共用备选答案)
A. 哕
B. 握
C. 忧
D. 栗
E. 咳
85. 脾之变动为
86. 心之变动为

(87~88题共用备选答案)
A. 肝与脾的关系
B. 心与肾的关系
C. 肝与肾的关系
D. 肺与肾的关系
E. 肺与脾的关系
87. "水火既济"说明了
88. "乙癸同源"说明了

(89~90题共用备选答案)
A. 购销记录
B. 购进记录
C. 零售业务
D. 及时报告
E. 批发业务
89. 医疗机构采购药品必须建有真实、完整的
90. 未经批准,药品批发企业不得从事药品的

(91~92题共用备选答案)
A. 1级
B. 2级
C. 3级
D. 4级
E. 5级
91. 濒临灭绝状态的稀有珍贵野生药材物种属于国家重点保护野生药材的级别为
92. 分布区域小、资源处于衰竭状态的重要野生药材物种属于国家重点保护野生药材的级别为

(93~94题共用备选答案)
A. 甲巯咪唑
B. 二氢埃托啡
C. 三唑仑
D. 麦角新碱
E. 艾司唑仑
93. 属于第一类精神药品品种的是
94. 属于第二类精神药品品种的是

(95~96题共用备选答案)
A. 司可巴比妥
B. 巴比妥
C. 麦角胺
D. 氯化汞
E. 可待因
95. 按麻醉药品管理的是
96. 按第一类精神药品管理的是

(97~98题共用备选答案)
A. 相生
B. 相克
C. 相乘
D. 相侮
E. 制化
97. "反克"指的是
98. "生中有克,克中有生"指的是

(99~100题共用备选答案)
A. 肝
B. 肺
C. 心
D. 脾
E. 肾
99. 主持消化吸收的是
100. 主持统摄血液的是

一、A 型题（单句型最佳选择题）

答题说明

以下每一道考题下面有 A、B、C、D、E 五个备选答案，请从中选择一个最佳答案。

1. 金樱子去毛采用
   A. 燎去毛
   B. 烫去毛
   C. 刷去毛
   D. 挖去毛
   E. 撞去毛

2. 适于切段的药材为
   A. 根茎类
   B. 皮类
   C. 花类
   D. 全草类
   E. 叶类

3. 麻黄的加工方法是
   A. 碾捣
   B. 制绒
   C. 青黛拌衣
   D. 揉搓
   E. 朱砂拌衣

4. 苦杏仁的净制方法为
   A. 去残茎
   B. 去残根
   C. 去皮壳
   D. 去毛
   E. 去心

5. 为了制剂、配方的需要，赭石宜采用的加工方法是
   A. 碾捣
   B. 揉搓
   C. 制绒
   D. 拌衣
   E. 切制

6. 净制时需去皮壳的药材是
   A. 白果
   B. 山茱萸
   C. 大黄
   D. 石韦
   E. 蕲蛇

7. 筛选是根据药物与杂质的什么不同来分离药物中的杂质
   A. 比重
   B. 体积
   C. 浮力
   D. 色泽
   E. 气味

8. 在加水处理时宜"抢水洗"的药物所含的成分为
   A. 生物碱
   B. 有机酸
   C. 挥发油
   D. 苷
   E. 鞣质

9. 醋炙延胡索的炮制目的为
   A. 降低毒性
   B. 增强药效
   C. 缓和药性
   D. 改变作用部位
   E. 改变作用趋向

10. 含生物碱类成分的药物常用下列哪一组辅料炮制
    A. 黄酒、米醋
    B. 盐水、蜂蜜
    C. 麦麸、灶心土
    D. 蛤粉、滑石粉
    E. 金银花、黑豆

11. 含挥发油类有效成分的药物不宜采用的炮制方法是
    A. 晾干
    B. 高温加热
    C. 抢水洗
    D. 净制
    E. 切制

12. 四制香附的主要功效是
    A. 疏肝止痛
    B. 行气解郁,调经散结
    C. 通经脉,散结滞
    D. 活血化瘀
    E. 活血止痛,消肿生肌

13. 枳壳的炮制方法为
    A. 去残肉
    B. 去皮膜
    C. 去头足
    D. 去瓤
    E. 去角塞

14. 不用蜜炙的药材是
    A. 甘草
    B. 黄芪
    C. 淫羊藿
    D. 百部
    E. 麻黄

15. 蒸制首乌所用的辅料为
    A. 酒
    B. 醋
    C. 蜜
    D. 黑豆汁
    E. 甘草汁

16. 砂炒后便于除去绒毛的药材是
    A. 马钱子
    B. 鸡内金
    C. 石韦
    D. 枇杷叶
    E. 金樱子

17. 制后可去除毒性,增强行瘀止痛作用,并矫臭矫味的药材是
    A. 刺猬皮
    B. 穿山甲
    C. 鳖甲
    D. 龟甲
    E. 阿胶

18. 血热有瘀出血证宜选用
    A. 醋大黄
    B. 清宁片
    C. 生大黄
    D. 酒大黄
    E. 大黄炭

19. 按传统习惯破血宜选用
    A. 当归头
    B. 当归尾
    C. 当归身
    D. 当归炭
    E. 当归(全当归)

20. 生用具有清热泻火、除烦止渴功能的药物是
    A. 石膏
    B. 龙骨
    C. 牡蛎
    D. 花蕊石
    E. 阳起石

21. 炮制后可降低毒性和刺激性的药材是
    A. 棕榈
    B. 干漆
    C. 牵牛子
    D. 灯心草
    E. 白矾

22. 黄芩蒸制的主要目的是
    A. 使酶灭活,保存药效
    B. 产生补益作用

C. 增强清热燥湿作用
D. 增强清热止血作用
E. 增强燥湿收敛作用

23. 山药土炒时,每100kg药材用灶心土
   A. 5~10kg
   B. 10~15kg
   C. 20~25kg
   D. 15~20kg
   E. 25~30kg

24. 用滑石粉炒后可降低毒性和矫正不良气味的是
   A. 象皮
   B. 鸡内金
   C. 黄狗肾
   D. 水蛭
   E. 狗脊

25. 下列不属于炒黄标准的是
   A. 表面较原色加深
   B. 爆裂
   C. 发泡鼓起
   D. 焦黄色
   E. 有香气逸出

26. 党参的炮制方法为
   A. 米炒
   B. 麸炒
   C. 土炒
   D. 蛤粉炒
   E. 酒炙

27. 药物炒黄多用
   A. 文火
   B. 中火
   C. 武火
   D. 先文火后武火
   E. 先武火后文火

28. 盐炙药材时,每100g药材用食盐
   A. 1kg
   B. 2kg
   C. 5kg
   D. 8kg
   E. 15kg

29. 采用先炒药,后加酒的方法炮制的药材是
   A. 桑枝
   B. 蕲蛇
   C. 乌梢蛇
   D. 五灵脂
   E. 乳香

30. 临床多用醋制品的是
   A. 延胡索
   B. 当归
   C. 半夏
   D. 大黄
   E. 黄连

31. 烘干法测定水分适用于
   A. 含挥发性成分的贵重药材
   B. 含挥发性成分的药材
   C. 不含或少含挥发性成分的药材
   D. 果实类药材
   E. 各种药材

32. 中药材适宜采收期确定的主要依据是
   A. 根据药材产地的气候特点
   B. 依照药材中有效物质的含量
   C. 根据药用部分的产量
   D. 药材中有效物质的含量与药用部分的产量结合考虑
   E. 根据需要,随时可采

33. 人参含有的草酸钙结晶是
   A. 针晶
   B. 方晶
   C. 簇晶
   D. 柱晶
   E. 砂晶

34. 天麻药材的鉴别特征不包括
   A. 具环节的块状茎
   B. 粉末中有黏液细胞针晶束、多角形厚壁细胞
   C. 断面外侧显纤维性
   D. 水溶液加碘试液呈酒红色
   E. 45%乙醇溶液加 $Hg(NO_3)_2$ 试液,加热呈玫瑰红色

35. "金包头"是形容哪种药材的性状特征
   A. 党参
   B. 天麻
   C. 毛知母
   D. 毛香附
   E. 防风

36. 山药的药用部位为
   A. 块根
   B. 根及根茎
   C. 根
   D. 根茎
   E. 块茎

37. 单子叶植物根及根茎断面有一圈环纹,该环纹是
   A. 形成层
   B. 木质部
   C. 石细胞层
   D. 内皮层
   E. 纤维群

38. 生狗脊片近边缘处有一条凸起的棕黄色环纹,该环纹是
   A. 石细胞环带
   B. 纤维层
   C. 形成层
   D. 木质部
   E. 韧皮部

39. 含有间隙腺毛的药材是
   A. 大黄
   B. 牛膝
   C. 狗脊
   D. 绵马贯众
   E. 何首乌

40. 大黄主要含有以下哪种化学成分
   A. 生物碱类
   B. 皂苷类
   C. 蒽醌类
   D. 挥发油
   E. 强心苷

41. 白芍药材的产地加工方法是
   A. 去皮后晒干
   B. 除去泥沙后晒干
   C. 略烫后晒干
   D. 置沸水中煮后除去外皮,或去皮后再煮,晒干
   E. 除去泥沙后烘干

42. 桔梗的气味为
   A. 气微,味苦
   B. 气微,味甘
   C. 气微,味微甜,后稍苦
   D. 气香,味甘、微涩
   E. 气香,味甘

43. 黄连的特征性成分为
   A. 小檗碱
   B. 药根碱
   C. 巴马亭
   D. 木兰碱
   E. 黄连碱和小檗碱

44. 百部的药用部位为
   A. 根
   B. 根茎
   C. 块根
   D. 根及根茎
   E. 块茎

45. 延胡索的药用部位为
   A. 根
   B. 根茎
   C. 块茎
   D. 鳞茎
   E. 块根

46. 气孔特异,保卫细胞侧面观呈电话听筒形的药材是
   A. 薄荷
   B. 广藿香
   C. 石斛
   D. 麻黄
   E. 穿心莲

47. 丹参表面为
   A. 红色
   B. 红棕色或暗棕红色
   C. 黄棕色
   D. 黄褐色
   E. 浅黄色

48. 党参为长圆柱形,根头部有多数疣状突起的茎痕及芽,通常称为
   A. 芦头
   B. 蚯蚓头
   C. 狮子盘头
   D. 珍珠盘头
   E. 云头

49. 石菖蒲的药用部位为
   A. 根
   B. 根茎
   C. 块茎
   D. 块根
   E. 根及根茎

50. 白术的形状为
   A. 圆柱形
   B. 卵圆形
   C. 圆锥形
   D. 拳形
   E. 纺锤形

51. 苏木来源于
   A. 马兜铃科
   B. 毛茛科
   C. 木通科
   D. 豆科
   E. 茜草科

52. 具表皮而无周皮的中药材为
   A. 大黄
   B. 龙胆
   C. 川乌
   D. 人参
   E. 黄连

53. 可以用"油头"来形容其性状特征的药材为
   A. 防风
   B. 白术
   C. 川木香
   D. 苍术
   E. 党参

54. 钩藤来源于
   A. 马兜铃科
   B. 木通科
   C. 豆科
   D. 瑞香科
   E. 茜草科

55. 香加皮来源于
   A. 芸香科
   B. 木犀科
   C. 萝藦科
   D. 小檗科
   E. 五加科

56. 番泻叶药材基部的特点为
   A. 基部心形
   B. 基部戟形

C. 基部楔形
D. 基部不对称
E. 基部下延成翼状

57. 西红花的药用部位为
A. 花柱
B. 柱头
C. 雌蕊
D. 雄蕊
E. 花丝

58. 进口马钱子的形状特征和子叶叶脉数目是
A. 扁圆纽扣状,叶脉5~7条
B. 长圆形,叶脉3条
C. 类圆形,叶脉3条
D. 长圆形,叶脉3~7条
E. 卵圆形,叶脉3条

59. 广藿香的气味是
A. 气微,味淡
B. 气香特异,味微苦
C. 气辛香,味辛辣,麻舌
D. 无臭,味微苦,嚼之有黏性
E. 气微香,味涩、微苦

60. 牛膝的主要化学成分为
A. 生物碱、黄酮类
B. 皂苷及羟基促蜕皮甾酮
C. 香豆素
D. 挥发油、酚类
E. 多糖类

61. 狗脊表面
A. 被粗刺
B. 被光亮的金黄色茸毛
C. 被棱线
D. 被鳞片
E. 被硬毛

62. 绵马贯众和绵马贯众炭的不同点在于
A. 形状

B. 表面颜色和内部颜色
C. 外表
D. 气味
E. 切面

63. 北沙参来源于
A. 五加科
B. 玄参科
C. 桔梗科
D. 伞形科
E. 石竹科

64. 姜黄与郁金的区别为
A. 同属不同种植物
B. 同科不同属植物
C. 同种植物,药用部位不同
D. 药用部位相同,形状不同
E. 不同科植物

65. 大黄中的抗菌成分为
A. 游离型蒽醌衍生物
B. 结合型蒽醌衍生物
C. 鞣质类
D. 双蒽酮苷
E. 挥发油

66. 含有多糖类团块状物的药物是
A. 天麻
B. 山药
C. 百部
D. 麦冬
E. 苍术

67. 新疆紫草的特征不包括
A. 呈不规则的长圆柱形,多扭曲
B. 皮部疏松,条形片状,易剥落
C. 表面紫红色或紫褐色
D. 体轻,质松软,易折断
E. 断面呈同心环层,中心木质部较大

68. 无草酸钙结晶的药材是

A. 大黄
B. 太子参
C. 党参
D. 人参
E. 甘草

69. 草酸钙针晶存在于黏液细胞中,含大量淀粉粒且导管为环纹或螺纹的药材是
A. 白术
B. 肉桂
C. 半夏
D. 石菖蒲
E. 天麻

70. 某根类中药横切面观:①无草酸钙结晶;②韧皮部有纤维束与筛管群交替排列;③近栓内层处有时可见石细胞及管状木栓组织;④韧皮射线弯曲,有裂隙。此药材可能是
A. 甘草
B. 当归
C. 黄芪
D. 茜草
E. 黄芩

71. 根茎呈柱状,下生多数黑褐色细根的药材为
A. 威灵仙
B. 龙胆
C. 紫菀
D. 坚龙胆
E. 徐长卿

72. 某贝母商品,呈长圆锥形,表面黄白色,稍粗糙,常有黄棕色斑块;外层两瓣鳞片大小相近,顶端开口;断面粗糙,白色,粉性;气微苦。它应是
A. 松贝
B. 珠贝
C. 炉贝
D. 平贝
E. 青贝

73. 炉贝来源于
A. 川贝母
B. 暗紫贝母
C. 浙贝母
D. 甘肃贝母
E. 梭砂贝母

74. 胡黄连的药用部位为
A. 根
B. 根茎
C. 根及根茎
D. 块茎
E. 块根

75. 苦参与其伪品刺果甘草的主要不同点为
A. 苦参气微,味苦,嚼之有豆腥气;其伪品气微,味极苦
B. 苦参韧皮部散有多数纤维束,其周围薄壁细胞存在晶鞘纤维;其伪品无
C. 苦参外皮薄,多破裂反卷,易剥落;其伪品栓皮紧密,不破裂也不易剥离
D. 苦参根横切面木栓层为多列细胞;其伪品为单列细胞
E. 苦参表面黄白色;其伪品表面灰棕色或棕黄色

76. "泥鳅头"是哪种药材的性状特征
A. 川木香
B. 川党参
C. 白术
D. 素花党参
E. 党参

77. 甘草的气味是
A. 气香,味淡
B. 气微,味苦
C. 气微,味淡
D. 气微,味甜而特殊
E. 气香,味极甜

78. 商陆的气味是

A. 气微香,味甜
B. 气微,味甘、淡,久嚼麻舌
C. 无臭,味苦
D. 微有香气,味微苦涩
E. 气微,味淡

79. 大黄药材中的星点特殊结构为
A. 异型纤维束
B. 石细胞
C. 异型维管束
D. 淀粉粒
E. 晶体

80. 川贝母的主要成分为
A. 甾体类生物碱
B. 皂苷
C. 蒽醌类
D. 木脂素类
E. 环烯醚萜苷类

81. 薄壁细胞中常含菊糖的科是
A. 桔梗科
B. 豆科
C. 茄科
D. 蔷薇科
E. 唇形科

82. 附子的商品规格有
A. 泥附子、盐附子、白附子
B. 盐附子、黑顺片、白附片
C. 黑顺片、白顺片、黄顺片
D. 泥附子、黑顺片、白附片
E. 盐附子、白附子、黑顺片

83. 川贝母的原植物不包括
A. 川贝母
B. 伊贝母
C. 甘肃贝母
D. 暗紫贝母
E. 梭砂贝母

84. 大血藤来源于
A. 马兜铃科
B. 木通科
C. 豆科
D. 毛茛科
E. 茜草科

二、B 型题（标准配伍题）

答题说明

以下提供若干组考题,每组考题共用在考题前列出的 A、B、C、D、E 五个备选答案。请从中选择一个与问题关系最密切的答案。某个备选答案可能被选择一次、多次或不被选择。

(85~86 题共用备选答案)
A. 长于活血化瘀
B. 善于消食化积
C. 长于消食止泻
D. 具有止血、止泻的功效
E. 善于凉血止血

85. 山楂炭
86. 炒山楂

(87~88 题共用备选答案)
A. 甘草
B. 羊脂油
C. 豆腐
D. 黑豆汁
E. 胆汁

87. 淫羊藿炮制时用
88. 何首乌炮制时用

(89~90 题共用备选答案)
A. 块茎
B. 块根
C. 根茎

D. 根
E. 鳞茎

89. 浙贝母的药用部位是
90. 郁金的药用部位是

(91~92题共用备选答案)
A. 薯蓣科,根茎
B. 兰科,块茎
C. 鸢尾科,根茎
D. 姜科,根茎
E. 姜科,块根

91. 山药的来源及药用部位
92. 莪术的来源及药用部位

(93~94题共用备选答案)
A. 来源于龙胆科,含环烯醚萜
B. 来源于紫草科,含羟基萘醌色素类
C. 来源于萝藦科,含牡丹酚
D. 来源于唇形科,含结晶性菲醌类
E. 来源于唇形科,含黄酮类

93. 龙胆
94. 丹参

(95~96题共用备选答案)
A. 来源于五加科,主成分为皂苷
B. 来源于蓼科,主成分为蒽醌衍生物
C. 来源于伞形科,主成分为挥发油
D. 来源于兰科,主成分为苷类
E. 来源于桔梗科,主成分为皂苷

95. 人参
96. 当归

(97~98题共用备选答案)
A. 郁金
B. 天麻
C. 白及
D. 麦冬
E. 红参

97. 呈不规则扁圆形,有2~3个爪状分枝的药材是
98. 呈长圆形或卵圆形,表面有不规则纵皱纹,断面内皮层环纹明显,气香的药材是

(99~100题共用备选答案)
A. 主产于新疆、西藏
B. 主产于浙江、四川
C. 主产于江苏
D. 主产于四川、湖北
E. 主产于西藏、湖北

99. 当归
100. 麦冬

一、A 型题（单句型最佳选择题）

答题说明
以下每一道考题下面有 A、B、C、D、E 五个备选答案，请从中选择一个最佳答案。

1. 下列无法律约束力的药典为
   A.《国际药典》
   B.《中国药典》
   C.《美国药典》
   D.《英国药典》
   E.《日本药局方》

2. 中药药剂学研究的内容不包括
   A. 中药药剂的配制理论
   B. 中药药剂的生产技术
   C. 中药药剂的作用机理
   D. 中药药剂的合理应用
   E. 中药药剂的质量控制

3. 下列物品中,没有防腐作用的是
   A. 30% 甘油
   B. 对羟基苯甲酸丁酯
   C. 20% 乙醇
   D. 1% 吐温 80
   E. 苯甲酸

4. 下列属于化学灭菌法的是
   A. 微波灭菌法
   B. 甲醛灭菌法
   C. 湿热灭菌法
   D. 紫外线灭菌法
   E. 干热灭菌法

5. 湿法粉碎的主要目的是利用液体来
   A. 减少药物分子间引力
   B. 增加药物分子间引力
   C. 增加水分
   D. 防止爆炸
   E. 利于筛析

6. "目"系指在筛面一定长度上开有的孔数,1 目的长度为
   A. 2.54mm
   B. 24.5mm
   C. 245mm
   D. 25.4mm
   E. 2.45mm

7. 用于眼部的散剂应通过
   A. 四号筛
   B. 六号筛
   C. 五号筛
   D. 七号筛
   E. 九号筛

8. 100 倍散是指
   A. 1g 药物加入 99g 赋形剂
   B. 临床上用时需稀释 100 倍后使用
   C. 药物以 100g 为包装剂量
   D. 药物的习惯名称
   E. 作用强度是同类药物的 100 倍

9. 干燥过程中除去的水分不包括
   A. 总水分
   B. 非结合水
   C. 结合水
   D. 自由水
   E. 平衡水

10. 下列关于沸腾干燥的叙述中,说法正确的是
    A. 热能消耗较少
    B. 干燥时需人工翻料
    C. 适用于大规模生产
    D. 干燥时间长
    E. 适用于含热敏性成分的液态物料的干燥

11. 下列适宜加防腐剂的制剂是
    A. 合剂
    B. 膏滋

C. 酊剂
D. 汤剂
E. 酒剂

12. 下列不属于炼糖目的的是
    A. 去除杂质
    B. 杀灭微生物
    C. 防止"返砂"
    D. 减少水分
    E. 加入甜味

13. 需要做甲醇含量测定的制剂是
    A. 煎膏剂
    B. 酒剂
    C. 浸膏剂
    D. 中药合剂
    E. 糖浆剂

14. 流浸膏的浓度为
    A. 每1mL相当于原药材1g
    B. 每1g相当于原药材1g
    C. 每1mL相当于原药材2~5g
    D. 每1g相当于原药材2~5g
    E. 每5g相当于原药材2~5g

15. 中药流浸膏每1mL相当于原药材
    A. 0.1g
    B. 1g
    C. 5g
    D. 2g
    E. 10g

16. 乳剂的内相与外相之间必须有
    A. 水
    B. 油
    C. 表面活性剂
    D. 润湿剂
    E. 助溶剂

17. 下列属于表面活性剂结构特点的是
    A. 是高分子物质
    B. 含烃基的活性基团
    C. 分子由亲水基和亲油基组成
    D. 结构中含有氨基和羧基
    E. 含不解离的醇羟基

18. 下列表面活性剂中毒性最大的是
    A. 司盘类表面活性剂
    B. 阳离子型表面活性剂
    C. 聚山梨酯类表面活性剂
    D. 两性离子型表面活性剂
    E. 阴离子型表面活性剂

19. 下列对维生素C注射液的表述,错误的是
    A. 配制时使用的注射用水需二氧化碳饱和
    B. 处方中加入碳酸氢钠调节pH,使其成偏酸性,避免肌注时疼痛
    C. 可采用依地酸二钠络合金属离子,增加维生素C的稳定性
    D. 可采用亚硫酸氢钠作为抗氧剂
    E. 采用100℃流通蒸气灭菌15分钟

20. 下列制备注射剂方法中,不可除去热原的是
    A. 250℃加热30~45分钟
    B. 用聚酰胺膜进行反渗透
    C. 滤过
    D. 活性炭吸附
    E. 蒸馏水器上附隔沫装置

21. 葡萄糖注射液所属的注射剂类型是
    A. 注射用无菌粉末
    B. 溶胶型注射剂
    C. 乳剂型注射剂
    D. 混悬型注射剂
    E. 溶液型注射剂

22. 在软膏剂稳定性的考核项目中,不包括
    A. 酸败
    B. 分层及涂展性
    C. 变色
    D. 异臭
    E. 沉降体积比

23. 用聚乙二醇制备软膏基质时,常采用不同分子量的聚乙二醇混合应用的目的是
    A. 增加药物在基质中的溶解度
    B. 调节吸水性
    C. 增加药物的穿透性
    D. 调节稠度
    E. 减少吸湿性

24. 栓剂的基质常选用
    A. 白炭黑
    B. 半合成山苍子油酯
    C. 淀粉
    D. 干燥淀粉
    E. 10%淀粉浆

25. 既可用压制法,又可用滴制法制备的是
    A. 毫微型胶囊
    B. 软胶囊
    C. 微囊
    D. 硬胶囊
    E. 滴丸

26. 下述丸剂中不能用泛制法制备的是
    A. 蜜丸
    B. 水丸
    C. 浓缩丸
    D. 糊丸
    E. 水蜜丸

27. 湿颗粒常采用的干燥方法是
    A. 喷雾干燥
    B. 冷冻干燥
    C. 烘箱烘干
    D. 鼓式干燥
    E. 微波干燥

28. 将原料药加工制成适合于医疗或预防应用的形式,称为
    A. 中成药
    B. 新药
    C. 制剂
    D. 药品
    E. 剂型

29. 涂膜剂按分散系统分类,属于
    A. 乳浊液型药剂
    B. 混悬液型药剂
    C. 真溶液型药剂
    D. 固体分散体
    E. 胶体溶液型药剂

30. 采用紫外线灭菌时,其杀菌力最强的紫外线波长是
    A. 365nm
    B. 250nm
    C. 254nm
    D. 265nm
    E. 286nm

31. 关于粉碎的叙述不正确的是
    A. 超微粉碎可使植物细胞破壁率达95%以上
    B. 含大量黏液质、糖分等黏性药料,可采用"串油"粉碎法粉碎
    C. 树脂、树胶类药物宜低温粉碎
    D. 水溶性矿物药不能采用水飞法粉碎
    E. 剧毒药、贵重细料药宜单独粉碎

32. 粉体流速反映的是
    A. 粉体的流动性
    B. 粉体的空隙度
    C. 粉体的润湿性
    D. 粉体的比表
    E. 粉体的粒密度

33. 散剂检查
    A. 融溶时间
    B. 涂展性
    C. 总固体
    D. 沉降容积比
    E. 均匀度

34. 儿科用散剂应通过
    A. 五号筛
    B. 八号筛
    C. 七号筛
    D. 六号筛
    E. 九号筛

35. 渗漉法的操作过程一般为
    A. 粉碎→润湿→填装→排气→浸渍→渗漉
    B. 粉碎→浸渍→排气→填装→渗漉
    C. 粉碎→填装→润湿→排气→浸渍→渗漉
    D. 粉碎→润湿→填装→浸渍→排气→渗漉
    E. 粉碎→填装→排气→润湿→浸渍→渗漉

35. 药材浸提过程中渗透和扩散的推动力为
    A. 被动扩散
    B. 浓度差
    C. 主动转运
    D. 胞饮
    E. 温度差

37. 在纳米数量级选择性滤过的技术为
    A. 超滤
    B. 微孔滤膜滤过
    C. 大孔树脂吸附
    D. 板框压滤机
    E. 砂滤棒

38. 煎膏剂制备时加入炼蜜或炼糖的量一般不超过清膏量的
    A. 1倍
    B. 2倍
    C. 3倍
    D. 4倍
    E. 5倍

39. 乳浊液中分散相乳液合并,且与连续相分离成不相混溶的两层液体的现象称为
    A. 乳析
    B. 破裂
    C. 分层

D. 转相
E. 絮凝

40. 乳剂的制备方法不包括
    A. 干胶法
    B. 湿胶法
    C. 新生皂法
    D. 分散法
    E. 机械法

41. 采用干胶法制备乳剂时,初乳中植物油、水、胶的比例通常为
    A. 1∶1∶1
    B. 2∶2∶1
    C. 3∶2∶1
    D. 4∶2∶1
    E. 5∶2∶1

42. 下列关于纯化水的叙述,错误的是
    A. 注射用水系指纯化水经蒸馏所得的制药用水
    B. 纯化水是饮用水采用电渗析法、反渗透法等方法处理制成的
    C. 纯化水不得用于注射剂的配制与稀释
    D. 纯化水可作滴眼剂的配制溶剂
    E. 常用作中药注射剂制备时原药材的提取溶剂

43. 麻醉药品处方应保留
    A. 半年
    B. 1年
    C. 3年
    D. 4年
    E. 5年

44. 中药处方中,直接写药物的正名或炒制,即付盐炙品的是
    A. 杜仲
    B. 百合
    C. 冬瓜子
    D. 乳香

E. 刺猬皮

45. 关于计价原则正确的是
   A. 自费药品要按中等价格计价
   B. 原方复配时,可随原价
   C. 参照国家的价格计价
   D. 国家没有规定的品种可自行估价
   E. 不同规格的药味要按规定注明以使调剂员明白

46. 在中药常用术语中,"二杠茸"指的是
   A. 具有1个侧枝的花鹿茸
   B. 梅花鹿角具2个侧枝者
   C. 具有3个侧枝的马鹿茸
   D. 具有2个侧枝的花鹿茸
   E. 具有3个侧枝的花鹿茸

47. 云锦花纹又称
   A. 五花层
   B. 五影纹
   C. 水波纹
   D. 云纹
   E. 方胜纹

48. 有连丝现象的中药是
   A. 连翘
   B. 杜仲
   C. 菟丝子
   D. 夏枯草
   E. 银柴胡

49. 下列药物不属于七厘散处方组成的是
   A. 血竭
   B. 红花
   C. 儿茶
   D. 没药
   E. 牛膝

50. 棱术是哪两味药的处方合写
   A. 三棱、白术
   B. 六棱菊、莪术
   C. 三棱、苍术
   D. 六棱菊、白术
   E. 三棱、莪术

51. 牛蒡子的应付规格是
   A. 炒牛蒡子
   B. 牛子
   C. 牛蒡子
   D. 鼠黏子
   E. 大力子

52. 中药处方中,直接写药物正名或炒制,即付蜜炙品的是
   A. 麻黄
   B. 百合
   C. 甘草
   D. 香附
   E. 小茴香

53. 下列关于中药的水分与潮解的说法,错误的是
   A. 某些中成药发生的粘连、结块、变色等现象是潮解造成的
   B. 当含水量达到一定程度时,药物就会逐渐分解变质,失去药用价值,如大青盐等
   C. 中药本身含有一定的水分,就不能从空气中吸收水蒸气
   D. 中药本身组成成分中含有可溶于水的物质是发生潮解的主要原因
   E. 大青盐主要成分是氯化钠,当空气中相对湿度过大时,氯化钠会逐渐溶解

54. 下列不属于并开药名的是
   A. 潼白蒺藜
   B. 冬瓜皮子
   C. 马蹄决明
   D. 苍白术
   E. 猪茯苓

55. 下列关于丸剂的贮存叙述,错误的是
   A. 蜜丸是最不易保存的一种剂型

B. 蜜丸贮存期通常以1年半左右为宜
C. 浓缩丸同水丸一样保管养护即可
D. 水丸通常能贮存1年左右
E. 将水丸以纸袋、塑料袋或玻璃瓶包装、密封即可防变质

56. 下列关于麝香养护技术的说法中,错误的是
    A. 储存麝香宜以油纸整个包好,放于铁盒内,接口处焊封,再用大木箱封严
    B. 如有霉点,可吹、晾、擦去霉点
    C. 麝香忌与薄荷脑、冰片等易升华药物混存,以免串味
    D. 为防止麝香结坨,应密封瓶口,并经常摇动
    E. 少量麝香可用玻璃容器盛装,存放于干燥处保管,便于透过容器直接检视

57.《医疗机构从业人员行为规范》适用于哪些人员
    A. 医疗机构的医生、护士、药剂、医技人员
    B. 医疗机构的医护及后勤人员
    C. 医疗机构的管理、财务、后勤等人员
    D. 药学技术人员
    E. 医疗机构内所有从业人员

58. 秘方主要是指
    A. 祖传的处方
    B. 疗效奇特的处方
    C. 流传年代久远的处方
    D. 秘不外传的处方
    E.《外台秘要》中收载的处方

59. 药力居处方之首的是
    A. 佐药
    B. 使药
    C. 君药
    D. 臣药
    E. 药引

60. 下列不属于处方的是
    A. 经方

B. 土方
C. 单方
D. 时方
E. 秘方

61. 下列选项不属于处方前记内容的有
    A. 医院全称
    B. 就诊时间
    C. 患者住院号
    D. 就诊科别
    E. 患者住址

62. 两种药物合用能互相抑制、降低或丧失药效,属中药配伍中的
    A. 相须
    B. 相使
    C. 相畏
    D. 相恶
    E. 相反

63. 上市5年以内的药品,进行不良反应监测的内容是
    A. 所有可疑的不良反应
    B. 新的不良反应
    C. 严重的不良反应
    D. 罕见的不良反应
    E. 只针对毒性作用和过敏反应

64. 中药处方中,直接写药材的正名或炒制,即付醋炙品的是
    A. 延胡索
    B. 益智仁
    C. 枳壳
    D. 补骨脂
    E. 黄芪

65. 生半夏的成人一日常用量是
    A. 3.0~9.0g
    B. 6.0~10.0g
    C. 1.0~3.0g
    D. 3.0~6.0g

E. 0.1~0.5g

66. 仍在使用的计量单位是
   A. 钱匕
   B. 分
   C. 铢
   D. 刀圭
   E. 枚

67. 关于斗谱的编排,以下说法不正确的是
   A. 质地较轻且用量较少的饮片应放在斗架的高层
   B. 常用饮片应放在斗架的中下层,便于调剂时称取
   C. 将处方中经常配伍应用的饮片存放在一起,便于调剂时查找
   D. 质重饮片和易于造成污染的饮片(炭类药)应放在斗架的低层
   E. 质地松泡且用量大的饮片应放在斗架最下层的大药斗内

68. 将哪味药加水调和涂于指甲上,能将指甲染成黄色,不易擦去,俗称挂甲或透甲
   A. 大黄
   B. 牛黄
   C. 黄连
   D. 黄芩
   E. 黄芪

69. 不属于浙江道地药材的是
   A. 温郁金
   B. 延胡索
   C. 天台乌药
   D. 榧子
   E. 天麻

70. 以下不属于中成药非处方药的遴选原则的是
   A. 中西药并重
   B. 疗效确切
   C. 质量稳定

D. 应用安全
E. 使用方便

71. 能增强药物疗效的配伍关系是
   A. 相须
   B. 相畏
   C. 单行
   D. 相反
   E. 相杀

72. 配伍"七情"不包括
   A. 单行
   B. 相须、相使
   C. 相助、相佐
   D. 相恶、相反
   E. 相畏、相杀

73. 下列关于毒性中药的调剂与管理的说法,不正确的是
   A. 毒性中药系指毒性剧烈、治疗量与中毒量相近、使用不当会致人中毒或死亡的一类中药
   B. 毒性中药的包装容器上必须印有毒药标志
   C. 收购、经营、加工、使用毒性中药的单位必须建立健全的保管、验收等制度
   D. 毒性中药的收购、经营,由各级医药管理部门指定的药品经营单位负责
   E. 凡加工炮制毒性中药,必须按照当地卫生行政部门制定的炮制规范进行

74. 一般药物临床处方的用量为
   A. 干品12~15g,鲜品15~60g
   B. 干品3~9g,鲜品12~15g
   C. 干品9~45g,鲜品15~60g
   D. 干品3~9g,鲜品9~45g
   E. 干品3~9g,鲜品15~60g

75. 关于饮片的供应,下列说法不正确的是
   A. 查斗
   B. 装斗

C. 保管

D. 调剂

E. 消毒

76. 对配付鲜药的要求是

A. 最多只能配给3天剂量,以免腐烂

B. 超过3天剂量最好放在冰箱内保存

C. 要单包处理

D. 为防止腐烂可放在阴凉处晾干

E. 可以打开包装将鲜药保存在湿砂中

二、B型题（标准配伍题）

答题说明

以下提供若干组考题,每组考题共用在考题前列出的A、B、C、D、E五个备选答案。请从中选择一个与问题关系最密切的答案。某个备选答案可能被选择一次、多次或不被选择。

(77～78题共用备选答案)

A. 热原

B. 等渗

C. 昙点

D. 鞣质

E. 等张

77. 能引起恒温动物体温异常升高的致热物质是

78. 与血浆、泪液具有相同渗透压的溶液是

(79～80题共用备选答案)

A. 隔离层

B. 粉底层

C. 色层

D. 糖衣层

E. 打光

79. 使片衣表面光亮,且有防潮作用的是

80. 不需包隔离层的片剂可直接包

(81～82题共用备选答案)

A. 静滴

B. 注射

C. 外治

D. 气雾剂吸入

E. 选择其他最佳给药途径

81. 皮肤及阴道疾病患者应采用

82. 气管炎、哮喘患者应采用

(83～84题共用备选答案)

A. 微晶纤维素

B. 甘露醇

C. 轻质液体石蜡

D. 碳酸钙

E. 低取代羟丙基纤维素

83. 在片剂制备时可作为吸收剂的是

84. 在片剂制备时可作为稀释剂的是

(85～86题共用备选答案)

A. 巴戟肉

B. 巴戟天

C. 炙巴戟

D. 炙巴戟天

E. 盐巴戟

85. 巴戟的正名是

86. 巴戟的应付规格是

(87～88题共用备选答案)

A. 大活络丸

B. 七厘散

C. 牛黄解毒片

D. 保和丸

E. 归神丸

87. 与四环素合用,会降低四环素药效的是

88. 含有麻黄的中成药是

(89～90题共用备选答案)

A. CMA

B. CBA

C. CEA

D. CUA

E. CDA

89. 最小成本分析的简写是
90. 成本-效益分析的简写是

(91~92题共用备选答案)
A. 每张处方不超过2日常用量
B. 每张处方不超过3日常用量
C. 每张处方不超过7日常用量
D. 每张处方不超过2日极量
E. 其他

91. 开具毒性中药
92. 开具普通药品

(93~94题共用备选答案)
A. 一字
B. 枚
C. 束
D. 片
E. 刀圭

93. 古方中果实的计数单位是
94. 古方中草木及蔓类植物的计量单位是

(95~96题共用备选答案)
A. 3/5处
B. 4/5处
C. 2/3处
D. 1/2处
E. 2/5处

95. 一般药物装至药斗容积的
96. 种子药装至药斗容积的

(97~98题共用备选答案)
A. 果黄
B. 黄香
C. 黄马褂
D. 油点
E. 麻点

97. 红参由于生长年限较长,加工后主根上部的栓皮木化不透明,因色暗且黄,习称
98. 果实中的油室干燥后形成的有色凹陷小点,称为

(99~100题共用备选答案)
A. 启脾丸
B. 养血荣筋丸
C. 当归红枣颗粒
D. 如意金黄散
E. 明目地黄丸

99. 属于外科用药的是
100. 属于妇科用药的是

参考答案

基础知识

1. A	2. A	3. A	4. D	5. A	6. A	7. E	8. B	9. E	10. A
11. D	12. E	13. D	14. D	15. D	16. E	17. A	18. C	19. E	20. B
21. D	22. B	23. B	24. C	25. C	26. C	27. A	28. B	29. B	30. E
31. D	32. C	33. E	34. B	35. D	36. B	37. E	38. E	39. D	40. C
41. B	42. C	43. D	44. A	45. C	46. D	47. D	48. A	49. A	50. B
51. B	52. B	53. D	54. C	55. A	56. D	57. B	58. E	59. B	60. B
61. A	62. C	63. B	64. E	65. A	66. E	67. D	68. E	69. D	70. B
71. E	72. E	73. D	74. D	75. C	76. E	77. C	78. E	79. C	80. E
81. A	82. E	83. A	84. B	85. E	86. B	87. E	88. A	89. E	90. C
91. B	92. D	93. A	94. B	95. A	96. E	97. B	98. A	99. E	100. C

相关专业知识

1. B	2. B	3. E	4. C	5. E	6. C	7. D	8. B	9. B	10. A
11. A	12. B	13. B	14. E	15. E	16. B	17. C	18. D	19. D	20. B
21. A	22. C	23. B	24. D	25. C	26. B	27. E	28. C	29. A	30. D
31. E	32. A	33. C	34. A	35. A	36. C	37. D	38. E	39. B	40. D
41. A	42. C	43. C	44. D	45. B	46. D	47. D	48. D	49. E	50. E
51. D	52. E	53. E	54. E	55. B	56. E	57. B	58. C	59. C	60. B
61. A	62. A	63. D	64. D	65. C	66. D	67. A	68. A	69. D	70. D
71. A	72. B	73. B	74. E	75. A	76. E	77. A	78. C	79. D	80. B
81. C	82. B	83. A	84. D	85. A	86. C	87. B	88. C	89. B	90. C
91. A	92. B	93. C	94. E	95. E	96. A	97. D	98. E	99. D	100. D

专业知识

1. D	2. D	3. B	4. C	5. A	6. A	7. B	8. C	9. B	10. A
11. B	12. B	13. D	14. C	15. D	16. A	17. A	18. E	19. B	20. A
21. B	22. A	23. E	24. D	25. D	26. A	27. A	28. B	29. D	30. A
31. C	32. D	33. C	34. C	35. C	36. D	37. D	38. D	39. D	40. C
41. D	42. C	43. E	44. C	45. C	46. D	47. B	48. C	49. B	50. D
51. D	52. B	53. C	54. E	55. C	56. D	57. B	58. A	59. B	60. B
61. B	62. B	63. D	64. C	65. A	66. A	67. E	68. C	69. C	70. C
71. A	72. C	73. E	74. B	75. C	76. B	77. D	78. B	79. C	80. A
81. A	82. B	83. B	84. B	85. D	86. B	87. B	88. D	89. E	90. B
91. A	92. D	93. A	94. D	95. A	96. C	97. C	98. A	99. D	100. B

专业实践能力

1. A	2. C	3. D	4. B	5. A	6. D	7. E	8. A	9. E	10. C
11. A	12. E	13. B	14. A	15. B	16. C	17. C	18. B	19. B	20. C
21. E	22. E	23. D	24. B	25. B	26. A	27. C	28. E	29. E	30. C
31. B	32. A	33. E	34. C	35. A	36. B	37. A	38. C	39. B	40. D
41. D	42. D	43. C	44. A	45. E	46. A	47. D	48. B	49. E	50. E
51. A	52. B	53. D	54. C	55. D	56. E	57. E	58. A	59. C	60. B
61. E	62. D	63. A	64. A	65. A	66. B	67. B	68. B	69. E	70. A
71. A	72. C	73. E	74. E	75. E	76. C	77. A	78. B	79. E	80. B
81. C	82. D	83. D	84. B	85. B	86. D	87. C	88. A	89. A	90. B
91. D	92. C	93. B	94. C	95. B	96. A	97. C	98. E	99. D	100. C

试卷标识码:

全国中医药专业技术资格考试

中药专业(初级士)押题秘卷(二)

考试日期：　　年　月　日

考试时间：9：00—11：30

考生姓名：_____

准考证号：_____

考　　点：_____

考　场　号：_____

一、A 型题（单句型最佳选择题）

答题说明
以下每一道考题下面有 A、B、C、D、E 五个备选答案，请从中选择一个最佳答案。

1. 苦的效用包括
   A. 能收
   B. 能行
   C. 能坚
   D. 能和
   E. 能利

2. 苦味药多用于治疗
   A. 瘰疬痰核
   B. 虚证
   C. 外感表证
   D. 火热内蕴
   E. 水肿、小便不利

3. 性能功效相类似的药物配合应用,可增强原有疗效的配伍关系是
   A. 相须
   B. 相使
   C. 相畏
   D. 相杀
   E. 相恶

4. 下列各项,不属妊娠绝对禁用药物的是
   A. 麝香
   B. 巴豆
   C. 大戟
   D. 半夏
   E. 斑蝥

5. 下列各药,入汤剂用法错误的是
   A. 旋覆花包煎
   B. 生大黄后下
   C. 鹤草芽煎服
   D. 阿胶烊化对服
   E. 附子先煎

6. 下列对风热或肝热目赤有显著疗效的是
   A. 桑叶、菊花
   B. 蝉蜕、胖大海
   C. 柴胡、升麻
   D. 菊花、牛蒡子
   E. 荆芥、防风

7. 不能清虚热的药物是
   A. 生地黄
   B. 知母
   C. 青蒿
   D. 黄柏
   E. 黄连

8. 下列药物中不具毒性的是
   A. 甘遂
   B. 商陆
   C. 牵牛子
   D. 芫花
   E. 大黄

9. 下列善治肝肾亏损、胎动不安的是
   A. 紫苏
   B. 桑寄生
   C. 黄芩
   D. 砂仁
   E. 白术

10. 柴胡在治疗少阳证时常与之配伍的是
    A. 黄柏
    B. 升麻
    C. 黄连
    D. 黄芩
    E. 薄荷

11. 阴虚内热、气虚多汗者忌服

A. 厚朴
B. 白术
C. 藿香
D. 苍术
E. 白豆蔻

12. 脾虚湿盛之食少泄泻、水肿腹胀、脚气浮肿，首选药物是
    A. 猪苓
    B. 木通
    C. 石韦
    D. 薏苡仁
    E. 车前子

13. 干姜的性味归经是
    A. 辛热,肺胃肝肾
    B. 辛温,脾肺大小肠
    C. 辛热,脾胃心肺
    D. 辛热,心胃膀胱
    E. 辛温,肺胃胆

14. 治疗下元虚冷,肾不纳气之虚喘,宜选用的药物是
    A. 佛手
    B. 沉香
    C. 乌药
    D. 川楝子
    E. 青木香

15. 麦芽除能消食和中外,还能
    A. 化痰
    B. 通乳
    C. 行气
    D. 回乳
    E. 温中

16. 既能消食和胃,又能发散风寒的药物是
    A. 紫苏
    B. 藿香

C. 山楂
D. 陈皮
E. 神曲

17. 过量使用使君子的副作用是
    A. 腹痛
    B. 嗜睡
    C. 口渴
    D. 呃逆
    E. 腹泻

18. 下列既能温经止血,又能温经散寒,并兼有安胎、祛湿止痒功效的药物是
    A. 艾叶
    B. 炮姜
    C. 桂枝
    D. 肉桂
    E. 干姜

19. 既能化瘀止血,又能活血定痛的药物是
    A. 仙鹤草
    B. 白及
    C. 三七
    D. 大蓟
    E. 槐角

20. 能活血祛瘀、利尿消肿、清热解毒的药是
    A. 艾叶
    B. 郁金
    C. 五灵脂
    D. 益母草
    E. 没药

21. 治湿温病湿浊蒙蔽清窍所致窍闭神昏,首选的药组是
    A. 藿香、佩兰
    B. 砂仁、豆蔻
    C. 郁金、明矾
    D. 郁金、石菖蒲

E. 牛黄、地龙

22. 能镇惊安神、平肝潜阳、收敛固涩的药物为
    A. 代赭石
    B. 龙骨
    C. 磁石
    D. 朱砂
    E. 石决明

23. 具有清热解毒、息风止痉功效的药组是
    A. 桑叶、薄荷
    B. 柴胡、葛根
    C. 牛黄、熊胆
    D. 荆芥、防风
    E. 紫花地丁、野菊花

24. 治疗寒闭神昏宜首选的药物是
    A. 冰片
    B. 石菖蒲
    C. 苏合香
    D. 麝香
    E. 远志

25. 功效为补心脾、益气血的药物是
    A. 何首乌
    B. 白芍
    C. 熟地黄
    D. 龙眼肉
    E. 阿胶

26. 主治脾肾两虚的五更泄泻的中药是
    A. 五倍子
    B. 五味子
    C. 桑螵蛸
    D. 椿皮
    E. 乌梅

27. 吐法的适应证不包括
    A. 痰涎阻塞在咽喉证
    B. 宿食停滞在胃脘证
    C. 顽痰蓄积在胸膈证
    D. 误食之毒物尚留胃中证
    E. 湿浊困阻于脾胃证

28. 五苓散属于"十剂"中的
    A. 宣剂
    B. 泄剂
    C. 滑剂
    D. 通剂
    E. 湿剂

29. 蒿芩清胆汤组成中无
    A. 竹茹
    B. 滑石
    C. 枳壳
    D. 青黛
    E. 人参

30. 由桂枝汤变为小建中汤是
    A. 药量增减变化
    B. 剂型更换变化
    C. 药味增减变化
    D. 药味、药量同时增减变化
    E. 药味、剂型同时变化

31. 首次依据"君臣佐使"剖析组方原则的是
    A.《伤寒杂病论》
    B.《伤寒明理论·药方论》
    C.《古今名医方论》
    D.《黄帝内经》
    E.《医方集解》

32. 配入汤剂,下列需后下的药物为
    A. 黄芪
    B. 代赭石
    C. 薄荷
    D. 升麻
    E. 柴胡

33. "七方"说源于
    A.《黄帝内经》
    B.《普济方》
    C.《太平圣惠方》
    D.《医方集解》
    E.《五十二病方》

34. 败毒散中配伍人参的用意是
    A. 补气培土生金
    B. 扶正鼓邪外出
    C. 益气以资汗源
    D. 益气以利血行
    E. 益气以助固表

35. 麻黄、杏仁同用的方剂是
    A. 桑杏汤
    B. 杏苏散
    C. 桂枝汤
    D. 麻子仁丸
    E. 麻黄汤

36. 小青龙汤中主要起温肺化饮作用的药物是
    A. 麻黄、细辛
    B. 干姜、细辛
    C. 干姜、细辛、五味子
    D. 桂枝、细辛、法半夏
    E. 麻黄、桂枝、炙甘草

37. 下列各项属于麻子仁丸主治病证的是
    A. 气虚便秘
    B. 血虚便秘
    C. 阴虚便秘
    D. 肾虚便秘
    E. 脾约便秘

38. 下列关于大承气汤的组成原则叙述错误的是
    A. 大黄为君,泄热通便,荡涤胃肠积滞
    B. 芒硝为臣,软坚润燥,泄热通便
    C. 厚朴为佐,行气消胀除满
    D. 枳实为佐,破气消积除痞
    E. 甘草为使,调和诸药

39. 小柴胡汤与大柴胡汤两方组成中均含有的药物是
    A. 生姜、芍药
    B. 黄芩、大枣
    C. 甘草、柴胡
    D. 黄芩、枳实
    E. 半夏、人参

40. 小柴胡汤和蒿芩清胆汤两方组成中均含有的药物是
    A. 陈皮、大枣
    B. 竹茹、黄芩
    C. 半夏、甘草
    D. 黄芩、青黛
    E. 枳壳、滑石

41. 痛泻要方中配伍防风的主要用意是
    A. 祛风胜湿
    B. 散肝舒脾
    C. 燥湿止痛
    D. 补脾柔肝
    E. 疏风散寒

42. 青蒿在青蒿鳖甲汤中的作用是
    A. 清热解暑,和解截疟
    B. 清热透络,引邪外出
    C. 芳香辟秽,清退虚热
    D. 滋阴退热,引邪外出
    E. 清热解暑,引邪外出

43. 方药配伍体现"以泻代清"特点的方剂是
    A. 大承气汤
    B. 小承气汤
    C. 调胃承气汤
    D. 凉膈散

E. 导赤散

44. 下列方剂组成中不含有连翘、薄荷的是
   A. 凉膈散
   B. 银翘散
   C. 桑菊饮
   D. 普济消毒饮
   E. 仙方活命饮

45. 主治阴暑证的方剂是
   A. 杏苏散
   B. 桑杏汤
   C. 参苏饮
   D. 香薷散
   E. 益元散

46. 下列方剂组成中不含有生姜、大枣的是
   A. 桂枝汤
   B. 理中丸
   C. 吴茱萸汤
   D. 小建中汤
   E. 炙甘草汤

47. 当归四逆汤的功用是
   A. 温阳补血,散寒通滞
   B. 益气温经,和血通痹
   C. 温经散寒,养血祛瘀
   D. 温经散寒,养血通脉
   E. 温经补虚,化瘀止痛

48. 下列各项,不属于理中丸主治病证的是
   A. 胸痹
   B. 失眠
   C. 崩漏
   D. 呕吐
   E. 小儿慢惊

49. 桂枝汤、小建中汤、当归四逆汤的药物组成中都包含的药物为

   A. 桂枝、芍药、甘草、生姜
   B. 桂枝、芍药、甘草、大枣
   C. 芍药、甘草、生姜、大枣
   D. 桂枝、芍药、生姜、大枣
   E. 桂枝、甘草、生姜、大枣

50. 下列在六味地黄丸中最能体现滋肾阴、泻肾火的药对是
   A. 山药、泽泻
   B. 山药、茯苓
   C. 山萸肉、丹皮
   D. 熟地黄、泽泻
   E. 熟地黄、丹皮

51. 参苓白术散的功效为
   A. 益气补中,健脾养胃
   B. 健脾和胃,行气消痞
   C. 益气健脾,渗湿止泻
   D. 益气补中,升阳举陷
   E. 以上均非

52. 下列不含有"培土生金"之意的方剂为
   A. 参苓白术散
   B. 泻白散
   C. 炙甘草汤
   D. 归脾汤
   E. 麦门冬汤

53. 补中益气汤中配伍黄芪的用意是
   A. 补气固表
   B. 补气升阳
   C. 补气生血
   D. 补气行水
   E. 补气活血

54. 生脉散的功用是
   A. 滋阴润肺,益气补脾
   B. 清热生津,益气和胃
   C. 滋阴养血,生津润燥

D. 益气生津,敛阴止汗
E. 益气养阴,通阳复脉

55. 生脉散与炙甘草汤均具有的作用是
   A. 通阳复脉
   B. 益气养阴
   C. 生津止汗
   D. 清热滋阴
   E. 生津润燥

56. 四君子汤的主治病证是
   A. 脾虚湿盛证
   B. 脾胃气虚证
   C. 脾虚气陷证
   D. 脾肾阳虚证
   E. 湿热困脾证

57. 真人养脏汤中配伍诃子的用意是
   A. 涩肠止泻
   B. 下气消胀
   C. 下气消痰
   D. 清肺利咽
   E. 敛肺止咳

58. 酸枣仁汤中配伍川芎的主要用意是
   A. 祛瘀血,止疼痛
   B. 行气滞,化瘀血
   C. 调肝血,疏肝气
   D. 祛风邪,止头痛
   E. 祛风邪,止痹痛

59. 紫雪的功效为
   A. 开窍定惊,清热化痰
   B. 清热开窍,息风镇痉
   C. 化浊开窍,清热解毒
   D. 清热解毒,开窍安神
   E. 清热解毒,开窍醒神

60. 至宝丹的功用不包括

A. 清热
B. 开窍
C. 通便
D. 解毒
E. 化浊

61. 定喘汤与苏子降气汤两方组成中均含有的药物是
   A. 苏子、甘草
   B. 苏子、杏仁
   C. 厚朴、杏仁
   D. 半夏、黄芩
   E. 当归、甘草

62. 苏子降气汤主治病证的病因病机是
   A. 素体痰多,复感风寒
   B. 痰涎壅肺,肾阳不足
   C. 胃气虚弱,痰浊内阻
   D. 胃虚有热,气逆不降
   E. 外寒内饮,肺气失宣

63. 厚朴温中汤的功用是
   A. 行气除满,温中燥湿
   B. 行气疏肝,祛寒止痛
   C. 行气降逆,宽胸散结
   D. 消痞除满,健脾和胃
   E. 消导化滞,清热利湿

64. 半夏厚朴汤的主治病证是
   A. 六郁证
   B. 结胸证
   C. 梅核气
   D. 食积证
   E. 心下痞证

65. 苏子降气汤与小青龙汤均含有的药物为
   A. 苏子
   B. 麻黄
   C. 前胡

D. 厚朴
E. 半夏

66. 柴胡疏肝散与逍遥散共有的药物为
   A. 当归
   B. 白芍
   C. 香附
   D. 白术
   E. 川芎

67. 小蓟饮子组成中含有的药物是
   A. 生地黄、通草
   B. 木通、当归
   C. 熟地黄、滑石
   D. 通草、蒲黄
   E. 栀子、通草

68. 黄土汤与理中丸两方组成中均含有的药物是
   A. 附子
   B. 白术
   C. 干姜
   D. 生姜
   E. 人参

69. 镇肝息风汤的君药为
   A. 白芍
   B. 代赭石
   C. 怀牛膝
   D. 鲜生地黄
   E. 生龟甲

70. 下列方剂组成中含有细辛、薄荷的是
   A. 川芎茶调散
   B. 小青龙汤
   C. 大秦艽汤
   D. 银翘散
   E. 败毒散

71. 百合固金汤组成中含有的药物是
   A. 生地黄、枳壳
   B. 玄参、桔梗
   C. 杏仁、胡麻
   D. 麦冬、生姜
   E. 白芍、阿胶

72. 以下各方中所治病证无"小便不利"表现的是
   A. 真武汤
   B. 实脾散
   C. 五苓散
   D. 八正散
   E. 桃核承气汤

73. 半夏白术天麻汤主治
   A. 热痰眩晕
   B. 寒痰眩晕
   C. 风痰眩晕
   D. 燥痰眩晕
   E. 湿痰眩晕

74. 健脾丸组成中含有的药物是
   A. 半夏、陈皮
   B. 木香、山楂
   C. 扁豆、茯苓
   D. 黄芩、黄连
   E. 白芍、甘草

二、B型题（标准配伍题）

答题说明

以下提供若干组考题,每组考题共用在考题前列出的 A、B、C、D、E 五个备选答案。请从中选择一个与问题关系最密切的答案。某个备选答案可能被选择一次、多次或不被选择。

(75~76题共用备选答案)
A. 丁香
B. 附子
C. 羌活
D. 干姜
E. 苍术

75. 寒邪偏盛,周身骨节疼痛的寒痹重证可选用
76. 寒饮之咳喘,形寒肢冷、痰多清稀者,宜选用

(77~78题共用备选答案)
A. 温中散寒,回阳通脉,温肺化饮
B. 散寒止痛,降逆止呕,助阳止泻
C. 温中回阳,散寒止痛,纳气平喘
D. 祛寒止痛,理气和胃,温肺化饮
E. 散寒止痛,补火助阳,理气和胃

77. 干姜具有的功效是
78. 吴茱萸具有的功效是

(79~80题共用备选答案)
A. 行气止痛,解毒消肿
B. 行气止痛,温补肾阳
C. 行气止痛,开郁醒脾
D. 行气止痛,杀虫疗癣
E. 行气止痛,疏肝活血

79. 青木香的功效是
80. 川楝子的功效是

(81~82题共用备选答案)
A. 炒炭
B. 醋制
C. 盐炒
D. 煨熟
E. 酒制

81. 木香止泻宜
82. 香附止痛宜

(83~84题共用备选答案)
A. 疏肝破气,消积化滞
B. 破气散结,疏肝行滞
C. 破气除痞,化痰消积
D. 疏肝破气,化痰除痞
E. 疏肝破气,散结消痞

83. 青皮具有的功效是
84. 枳实具有的功效是

(85~86题共用备选答案)
A. 消食兼能杀虫
B. 消食兼能发表
C. 消食兼能疏肝
D. 消食兼能化石
E. 消食兼能化痰

85. 生麦芽的功效特点是
86. 鸡内金的功效特点是

(87~88题共用备选答案)
A. 既能杀虫,又能利水
B. 既能清热解毒,又能凉血止血杀虫
C. 既能杀虫,又能解暑
D. 既能杀虫,又能疗癣
E. 既能杀虫,又能止痛

87. 苦楝皮具有的功效是
88. 贯众具有的功效是

(89~90题共用备选答案)
A. 收敛止血,消肿生肌
B. 收敛止血,活血祛瘀
C. 收敛止血,止痢截疟
D. 凉血止血,清热利尿
E. 凉血止血,活血祛瘀

89. 白及的功效是
90. 仙鹤草的功效是

(91~92题共用备选答案)
A. 健脾丸
B. 温脾汤
C. 济川煎
D. 黄龙汤
E. 麻子仁丸

91. 治疗肾虚便秘,首选方剂是
92. 治疗脾约便秘,首选方剂是

(93~94题共用备选答案)
A. 水湿内盛,膀胱气化不利
B. 下焦虚寒,湿浊不化
C. 中阳不足,痰饮不化
D. 寒湿下浸,聚肾为着
E. 脾肾阳虚,水气泛溢

93. 苓桂术甘汤主治证候的病机特点是
94. 真武汤主治证候的病机特点是

(95~96题共用备选答案)
A. 黄芪
B. 茯苓
C. 甘草
D. 当归
E. 柴胡

95. 补中益气汤中不含
96. 逍遥散中不含

(97~98题共用备选答案)
A. 行气散结,降逆止呕
B. 降气平喘,祛痰止咳
C. 通阳散结,祛痰下气
D. 行气止痛,燥湿化痰
E. 宣降肺气,清热化痰

97. 苏子降气汤的功用为
98. 枳实薤白桂枝汤的功用为

(99~100题共用备选答案)
A. 四逆散
B. 一贯煎
C. 逍遥散
D. 柴胡疏肝汤
E. 痛泻要方

99. 主治"肝郁血虚脾弱证,两胁作痛,头痛目眩,口燥咽干,神疲食少,或月经不调,乳房胀痛,脉弦而虚者"的方剂是
100. 主治"阳郁厥逆证,手足不温,或腹痛,或泄利下重,脉弦,或肝脾气郁证,胁肋胀闷,脘腹疼痛,脉弦"的方剂是

一、A 型题（单句型最佳选择题）

答题说明

以下每一道考题下面有 A、B、C、D、E 五个备选答案,请从中选择一个最佳答案。

1. 中医学中"证"的概念是
   A. 疾病过程的症状
   B. 疾病总过程的病理概括
   C. 疾病过程中的症状和体征
   D. 疾病过程中的体征
   E. 疾病某一阶段的病理概括

2. "恶心、呕吐"是
   A. 证候
   B. 体征
   C. 症状
   D. 病
   E. 状态

3. 提出"邪去则正安"论点的医家是
   A. 张子和
   B. 朱震亨
   C. 刘完素
   D. 李杲
   E. 李时珍

4. 与"重阳必阴"相关的理论是
   A. 阴阳的对立制约
   B. 阴阳的互根互用
   C. 阴阳的消长平衡
   D. 阴阳的相互转化
   E. 阴阳的平衡关系失调

5. "阴亢者,胜之以阳"所说明的阴阳关系是
   A. 对立制约
   B. 交感互藏
   C. 互根互用
   D. 相互转化
   E. 相互促进

6. 虚寒证的病理基础是
   A. 阴偏胜
   B. 阳偏胜
   C. 阴偏衰
   D. 阳偏衰
   E. 阴损及阳

7. "阳中求阴"治法的病理基础是
   A. 阴偏胜
   B. 阳偏胜
   C. 阴偏衰
   D. 阳偏衰
   E. 阴阳两虚

8. 根据阴阳学说,药用五味,下列属阴的是
   A. 辛、甘、酸
   B. 酸、苦、咸
   C. 辛、苦、甘
   D. 辛、甘、淡
   E. 辛、淡、咸

9. "壮水之主,以制阳光"指的是
   A. 热者寒之
   B. 用寒凉药物治疗阳热亢盛的病证
   C. 补阴以制阳气的相对偏亢
   D. 阴中求阳
   E. 阳中求阴

10. 下列选项中与相生规律无关的是
    A. 益火补土
    B. 培土生金
    C. 滋水涵木
    D. 金水相生
    E. 培土制水

11. 下列既可治疗阳痿遗精、肾虚腰痛,又能治久咳虚喘、劳嗽痰血的药物是
    A. 菟丝子
    B. 核桃仁

C. 蛤蚧
D. 紫河车
E. 冬虫夏草

12. 肾中精气的主要生理功能是
    A. 促进机体的生长发育
    B. 促进生殖功能的成熟
    C. 主生长发育和生殖
    D. 人体生命活动的根本
    E. 化生血液的物质基础

13. 下列属于奇恒之腑的是
    A. 胃
    B. 三焦
    C. 小肠
    D. 胆
    E. 膀胱

14. "下焦如渎"是指
    A. 肾的气化功能
    B. 膀胱贮存和排泄尿液的功能
    C. 小肠受盛化物的功能
    D. 大肠传化糟粕的功能
    E. 肾、膀胱、大肠等脏腑的生成和排泄二便的功能

15. 下列推动人体生长发育及脏腑功能活动的气是
    A. 元气
    B. 宗气
    C. 卫气
    D. 中气
    E. 营气

16. 影响津液输布的是
    A. 膀胱
    B. 小肠
    C. 大肠
    D. 胃
    E. 三焦

17. 治疗血虚病证,配用补气药物的生理基础为
    A. 气能生血
    B. 血能载气
    C. 气能摄血
    D. 气能行血
    E. 津血同源

18. 防止精、血、津液等物质流失,主要依赖气的功能是
    A. 温煦作用
    B. 推动作用
    C. 防御作用
    D. 固摄作用
    E. 气化作用

19. 维持人体体温,属于气的
    A. 推动作用
    B. 温煦作用
    C. 防御作用
    D. 凉润作用
    E. 中介作用

20. 十二经中起始特殊的是
    A. 心经
    B. 心包经
    C. 肝经
    D. 肺经
    E. 大肠经

21. 足三阳经的走向是
    A. 从手走头
    B. 从头走足
    C. 从头走手
    D. 从足走头
    E. 从足走腹

22. 功能甘淡渗泄,利水渗湿,兼能泄热的药物是
    A. 茯苓
    B. 车前子
    C. 木通

D. 泽泻
E. 冬瓜皮

23. 燥邪伤人最易伤及人体的脏腑是
A. 肝
B. 肺
C. 心
D. 脾
E. 肾

24. 引起心悸不安、精神涣散的原因可能是
A. 喜伤心
B. 怒伤肝
C. 思伤脾
D. 恐伤肾
E. 悲伤肺

25. 决定中医临床病证虚实变化的病理基础是
A. 气血的盛衰变化
B. 气机升降出入的失常
C. 阴精与阳气的偏盛偏衰
D. 正气与邪气的盛衰变化
E. 脏腑功能活动的盛衰变化

26. 决定疾病发生的因素是
A. 体质强弱
B. 六淫性质
C. 正邪斗争的胜负
D. 居住环境
E. 饮食情志

27. 阳气不足说明以阳虚为主的是
A. 肝脾
B. 肝肾
C. 脾肾
D. 肺肾
E. 肺脾

28. 主惊风、寒证、痛证、瘀血的颜色是
A. 青
B. 赤

C. 黄
D. 白
E. 黑

29. 以下关于汗出性质的叙述错误的是
A. 经常汗出不止,活动后尤甚者,称为自汗
B. 入睡时出汗,醒后则汗止者,谓之盗汗
C. 当病势沉重时,病人先全身战栗抖动,继而汗出者,称为战汗
D. 在病情危重的情况下大量出汗者为绝汗
E. 汗出淋漓、清稀而冷,同时伴有身凉肢厥、脉微欲绝之症,则属亡阴之汗

30. 以下关于脉象的叙述错误的是
A. 浮脉轻取即得,重按稍减
B. 沉脉轻取不应,重按始得
C. 迟脉脉来迟慢,一息不足四至(每分钟脉搏在60次以下)
D. 滑脉往来流利,应指圆滑如按滚珠
E. 涩脉端直以长,挺然指下,如按琴弦

31. 病人大便中含有脓血黏液者,是因
A. 食滞胃肠
B. 湿热疫毒
C. 久病体衰
D. 阳虚寒凝
E. 脾虚气陷

32. 以下哪项不是表证的特点
A. 为外感病的初期阶段
B. 起病急、病程短
C. 恶寒发热并见
D. 苔薄白、脉浮
E. 尿黄

33. 阳证少见哪种脉象
A. 实
B. 洪
C. 数
D. 浮
E. 沉迟

34. 胃阴虚证与胃热(火)证的区别为
   A. 胃脘灼痛
   B. 大便干结
   C. 小便短少
   D. 脉数
   E. 舌红苔黄

35. 负责药品广告监督查处的部门是
   A. 药品监督管理部门
   B. 发展与改革部门
   C. 劳动与人力资源部门
   D. 工商行政管理部门
   E. 环境保护部门

36. 药品不包括
   A. 化学原料药及制剂
   B. 中成药
   C. 保健食品
   D. 中药材
   E. 血清

37. 下列不属于执业药师管理内容的是
   A. 执业药师执行行为管理
   B. 执业药师注册管理
   C. 执业药师继续教育管理
   D. 药事组织许可证制度
   E. 执业药师资格认证管理

38. 负责组织药品经营企业认证工作的是
   A. 药品监督管理部门
   B. 物价局
   C. 工商局
   D. 国家食品药品监督管理局
   E. 国家卫生健康委员会

39. 《处方药与非处方药分类管理办法(试行)》规定,非处方药分为甲、乙两类的依据是
   A. 药品的适用性
   B. 药品的稳定性
   C. 药品的可靠性
   D. 药品的安全性
   E. 药品的有效性

40. 依照《处方药与非处方药分类管理办法(试行)》,非处方药标签和说明书除符合相关规定外,用语应当
   A. 专业、科学、明确,便于使用
   B. 科学、易懂,便于消费者自行判断、选择和使用
   C. 便于医师判断、选择和使用
   D. 便于药师判断、选择和使用
   E. 由企业自行决定

41. 药学专业技术人员经处方审核后,认为存在用药安全问题时,应
   A. 拒绝调剂,将处方退给患者
   B. 正常调剂
   C. 记录在处方调剂问题专用记录表上,经办药学专业技术人员应当签名,上报医务科
   D. 告知处方医师,并记录在处方调剂问题专用记录表上,上报医务部
   E. 告知处方医师,请其确认或重新开具处方,并记录在处方调剂问题专用记录表上,经办药学专业技术人员应当签名,同时注明时间

42. 进口药品可以只报告该进口药品发生的新的和严重的不良反应的时限为该药品已进口满
   A. 1年
   B. 2年
   C. 3年
   D. 4年
   E. 5年

43. 新的药品不良反应是
   A. 药品说明书中未载明的不良反应
   B. 药品包装中未载明的不良反应
   C. 药品新发现的不良反应
   D. 引起死亡的不良反应
   E. 对器官功能产生永久损伤的不良反应

44. 对于新的或严重的药品不良反应应于发现之日起报告的时限为
   A. 2 天
   B. 3 天
   C. 5 天
   D. 7 天
   E. 15 天

45. 对药品不良反应,国家实行
   A. 不定期报告制度
   B. 定期报告制度
   C. 随时报告制度
   D. 越级报告制度
   E. 重点报告制度

46. 按照《药品注册管理办法》的规定,下列说法错误的是
   A. 申请新药注册,应当进行临床试验
   B. 临床试验分为Ⅰ、Ⅱ、Ⅲ、Ⅳ期
   C. Ⅰ期临床试验是初步的临床药理学及人体安全性评价试验,观察人体对于新药的耐受程度和药代动力学,为制定给药方案提供依据
   D. Ⅱ期临床试验是进一步验证药物对目标适应证患者的治疗作用和安全性,评价利益与风险关系,最终为药物注册申请的审查提供充分的依据
   E. Ⅳ期临床试验是考察在广泛使用条件下的药物的疗效和不良反应,评价在普通或者特殊人群中使用的利益与风险关系以及改进给药剂量等

47. 药学专业技术人员对于不规范处方或不能判定其合法性的处方
   A. 应告知处方医师,请其确认或重新开具处方,并记录在处方调剂问题专用记录表上,经办药学专业技术人员应当签名,同时注明时间
   B. 应拒绝调剂,并及时告知处方医师,但不得擅自更改或者配发代用药品
   C. 应当在处方上签名

   D. 应当按有关规定报告
   E. 不得调剂

48. 药物临床试验被批准后,应当什么时间实施
   A. 1 年内
   B. 2 年内
   C. 3 年内
   D. 4 年内
   E. 5 年内

49. 药品经营企业的冷库温度为
   A. 3~8℃
   B. 2~10℃
   C. <10℃
   D. <20℃
   E. <30℃

50. 承担中医药专家学术经验和技术专长继承工作的指导老师应当从事中医药专业工作
   A. 5 年
   B. 10 年
   C. 15 年
   D. 20 年
   E. 30 年

51. 国家林业和草原局、国家市场监督管理总局要求生产、销售含下列哪种成分的中成药要实行"中国野生动物经营利用管理专用标识"制度
   A. 天然麝香
   B. 豹骨
   C. 虎骨
   D. 蟾酥
   E. 梅花鹿茸

52. 《中药品种保护条例》属于
   A. 法律
   B. 行政法规
   C. 地方性法规
   D. 行业规范
   E. 部门规章

53. 必须附有说明书的是
    A. 药品上市销售的最小包装
    B. 药品包装
    C. 药品内包装
    D. 药品中包装
    E. 药品的包装和标签

54. 如果药品内标签包装尺寸过小,可以不标注的内容是
    A. 通用名称
    B. 规格
    C. 产品批号
    D. 有效期
    E. 适应证

55. 在药品的标签或说明书上,不必要的文字和标志是
    A. 药品的通用名称
    B. 生产企业
    C. 生产批准文号
    D. 广告批准文号
    E. 生产日期

56. 下列属于劣药的是
    A. 变质的
    B. 被污染的
    C. 所标明的适应证或者功能主治超出规定范围的
    D. 依照药品管理法必须批准而未经批准生产、进口的
    E. 擅自添着色剂、防腐剂、香料、矫味剂及其辅料的

57. 为增强活血祛瘀药的功效,常与活血药配伍的药物是
    A. 温里药
    B. 理气药
    C. 解表药
    D. 泻下药
    E. 补虚药

58. "病"的概念是
    A. 疾病某一阶段的病理概括
    B. 疾病过程的症状
    C. 疾病过程中的症状和体征
    D. 疾病过程中的体征
    E. 疾病总过程的病理概括

59. "阴中求阳"的适应证是
    A. 阴虚
    B. 阳虚
    C. 阳盛
    D. 阴盛
    E. 阴阳两虚

60. 形成"阴损及阳,阳损及阴"的根据是
    A. 阴阳互根
    B. 阴阳对立
    C. 阴阳消长
    D. 阴阳转化
    E. 阴阳制约

61. 临床常见的心火引动肝火之心肝火旺证,属于
    A. 相乘
    B. 母病及子
    C. 子病犯母
    D. 反克
    E. 相侮

62. 下列不符合五行生克规律的是
    A. 火为土之母
    B. 金为土之子
    C. 木为水之子
    D. 水为火之所不胜
    E. 金为木之所胜

63. 下列主要表现为阴阳水火互济互制关系的是
    A. 心与肺
    B. 心与肾
    C. 脾与肾

D. 肾与肝
E. 心与肝

64. 脾统血依赖于
A. 气的固摄作用
B. 气的温煦作用
C. 气的卫外作用
D. 气的防御作用
E. 气的气化作用

65. 下列与语言、声音、呼吸关系最为密切的气是
A. 肺气
B. 元气
C. 宗气
D. 中气
E. 心气

66. 化生血液最基本的物质是
A. 营气
B. 水谷精微
C. 津液
D. 生殖之精
E. 自然界清气

67. 治疗大失血时,用补气药的机制是
A. 气能生血
B. 气能行血
C. 气能摄血
D. 血能载气
E. 血能生气

68. 下列手阳明经所属的脏腑是
A. 心包
B. 胆
C. 大肠
D. 小肠
E. 膀胱

69. 风邪伤人,病变部位不固定的原因是
A. 风性数变
B. 风性善行

C. 风性主动
D. 风性开泄
E. 风性轻扬

70. "邪之所凑,其气必虚",主要指的是
A. 邪气是发病的重要条件
B. 邪气伤人,必伤人体的正气
C. 正气不足,邪气易于侵犯人体
D. 正气不足,邪气亢盛
E. 正气虚弱,邪气不足

71. "虚"的主要病机为
A. 正气不足
B. 功能减退
C. 抗病能力下降
D. 津液亏耗
E. 气血虚亏

72. "五志过极"可化生的是
A. 内风
B. 内寒
C. 内湿
D. 内燥
E. 内火

73. 以下不属红舌主病的是
A. 气血不荣
B. 邪热亢盛
C. 热入营血
D. 阴虚火旺
E. 肝胆火盛

74. 下列可利用大众媒体进行广告宣传的药品是
A. 特殊管理的药品
B. 处方药
C. 非处方药
D. 试生产期新药
E. 医院自配制剂

75. 下列不属于药品的是
A. 中成药

B. 化学原料药
C. 加有维生素 C 的饮料
D. 中药材
E. 血液制品

76. 下列对于国家药品标准论述错误的是
   A. 国家对药品质量规格及检验方法做出的技术规定
   B. 国家对药品的生产与经营规则做出的技术规定
   C. 药品生产、经营、使用、检验和管理部门共同遵守
   D. 属于法定标准
   E. 药品卫生标准属于国家标准

77. 国家对多少种中药材实行进口审批管理,首先取得进口许可证后,方可进口
   A. 13 种
   B. 15 种
   C. 20 种
   D. 30 种
   E. 35 种

78. 根据《医疗用毒性药品管理办法》,关于医疗机构使用医疗用毒性药品的说法,正确的是

   A. 每次处方剂量不得超过 2 日常用量
   B. 生产毒性药品及其制剂,在本单位药品检验人员的监督下准确投料,并建立完整的生产记录,保存 3 年备查
   C. 对处方未注明"生用"的毒性中药,应当付炮制品
   D. 药师发现处方有疑问,应当拒配,并报告公安部门
   E. 处方调配后,配方人员和复核人员都应当签名

79. 关于处方药和非处方药销售的管理,错误的是
   A. 不得采用开架自选销售的方式
   B. 不得采用有奖销售方式
   C. 不得采用附赠药品或礼品等销售方式
   D. 零售时处方药与非处方药必须分类摆放
   E. 通过互联网进行药品交易必须符合国家有关规定

80. 基本的药品储存养护措施不包括
   A. 冷藏
   B. 防冻
   C. 防潮
   D. 防虫
   E. 防辐射

二、B 型题（标准配伍题）

答题说明

以下提供若干组考题,每组考题共用在考题前列出的 A、B、C、D、E 五个备选答案。请从中选择一个与问题关系最密切的答案。某个备选答案可能被选择一次、多次或不被选择。

(81~82 题共用备选答案)
   A. 肝火犯肺证
   B. 肝肾阴虚证
   C. 心肝血虚证
   D. 心肾不交证
   E. 肺肾阴虚证

81. 以腰酸胁痛、眩晕耳鸣、遗精、低热颧红为主要表现的证候是

82. 以干咳少痰、腰酸、遗精、潮热盗汗为主要表现的证候是

(83~86 题共用备选答案)
   A. 精气亏损
   B. 气滞血瘀
   C. 气随津脱
   D. 津亏血瘀
   E. 精血两虚

83. 属于精和气关系失常的是

84. 属于精和血关系失常的是
85. 属于血和气关系失常的是
86. 属于津和血关系失常的是

(87～88题共用备选答案)
A. 参与放射性药品的管理
B. 对触犯刑法的违法犯罪嫌疑人进行查处
C. 对药品购进、销售、广告等进行微观管理
D. 对药品生产、销售、广告等进行微观管理
E. 对药品代理招标进行微观管理

87. 国防科技、环境保护部门
88. 药品招标代理组织

(89～90题共用备选答案)
A. 使用"乙类目录"药品所发生的费用
B. 使用"甲类目录"药品,所发生的费用
C. 使用中药饮片所发生的费用
D. 急救、抢救期间所需药品
E. 使用主要起营养滋补作用的药品所发生的费用

89. 除基本医疗保险不予支付的药品外,均按基本医疗保险的规定支付所发生的药品使用费是
90. 不能纳入基本医疗保险用药范围的是

(91～92题共用备选答案)
A. 1年
B. 2年
C. 3年
D. 4年
E. 5年

91. 麻醉药品专用账册的保存期限应当自药品有效期期满之日起不少于
92. 第一类精神药品专用账册的保存期限应当自药品有效期期满之日起不少于

(93～94题共用备选答案)
A. 处方药
B. 非处方药
C. 乙类非处方药
D. 甲类非处方药
E. 传统药

93. 可以在经批准的普通商业企业零售的药品是
94. 警示语为"请仔细阅读药品使用说明书并按说明使用"的药品是

(95～96题共用备选答案)
A. 安全性
B. 有效性
C. 稳定性
D. 均一性
E. 经济性

95. "痊愈""显效""有效"所反映的是药品的
96. 在制药过程中形成的药物制剂的固有特性是

(97～98题共用备选答案)
A. 髓海
B. 玄府
C. 血府
D. 气海
E. 孤府

97. 脑为
98. 脉为

(99～100题共用备选答案)
A. 脾经
B. 心经
C. 心包经
D. 三焦经
E. 肺经

99. 手少阴经是
100. 手少阳经是

一、A 型题（单句型最佳选择题）

答题说明

以下每一道考题下面有 A、B、C、D、E 五个备选答案，请从中选择一个最佳答案。

1. 鹿茸的去毛方法为
   A. 刷去毛
   B. 烫去毛
   C. 燎去毛
   D. 挖去毛
   E. 撞去毛

2. 下列哪类药物宜用洗法处理
   A. 质地坚硬，水分难渗入的药材
   B. 质地松软，水分易渗入的药材
   C. 毒性药材
   D. 质地坚硬，短时间水分不易渗入的药材
   E. 质地疏松的叶类药材

3. 宜切薄片的药物是
   A. 白芍
   B. 大黄
   C. 黄芪
   D. 麻黄
   E. 荷叶

4. 黄柏宜切
   A. 薄片
   B. 宽丝
   C. 段
   D. 细丝
   E. 厚片

5. 检查大黄软化程度的方法是
   A. 弯曲法
   B. 指掐法
   C. 穿刺法
   D. 手捏法
   E. 刀劈法

6. 炒炭后，挥发油中可检出新成分，并具有止血作用的药物是
   A. 大黄
   B. 竹茹
   C. 荆芥
   D. 槐花
   E. 泽泻

7. 为增强含苷类药物的疗效，常用的辅料是
   A. 酒
   B. 醋
   C. 盐水
   D. 水
   E. 甘草汁

8. 马钱子砂炒的作用是
   A. 易于除去非药用部位
   B. 可消除副作用
   C. 可降低毒性
   D. 可矫臭矫味
   E. 利于保存有效成分

9. 王不留行炒爆的目的是
   A. 降低毒性
   B. 缓和药性
   C. 爆花易于煎出药效成分
   D. 降低副作用
   E. 增强涩性

10. 炒后增强开胃消食作用的是
    A. 酸枣仁
    B. 麦芽
    C. 瓜蒌仁
    D. 紫苏子
    E. 栀子

11. 宜采用先加辅料后炒药的方法炮制的药物是
    A. 醋乳香

B. 盐知母

C. 姜竹茹

D. 醋没药

E. 油炙淫羊藿

12. 下列哪种药物不用炒焦法炮制
   A. 六神曲
   B. 麦芽
   C. 山楂
   D. 栀子
   E. 干姜

13. 乳香醋炙时,药量与醋的比例为
   A. 100∶25
   B. 100∶20
   C. 100∶15
   D. 100∶10
   E. 100∶5

14. 盐炙能增强补肝肾作用的药物是
   A. 橘核
   B. 知母
   C. 荔枝核
   D. 杜仲
   E. 砂仁

15. 蜜炙可矫味、减少呕吐副作用的药物是
   A. 百部
   B. 马兜铃
   C. 蕲蛇
   D. 瓜蒌
   E. 款冬花

16. 淫羊藿用羊脂油炙的目的是
   A. 增强祛风湿作用
   B. 增强温肾助阳作用
   C. 增强止咳平喘作用
   D. 缓和药性
   E. 减少副作用

17. 采用先炒药后加盐水的方法炮制的药物是

A. 补骨脂
B. 益智仁
C. 续断
D. 黄柏
E. 知母

18. 大黄酒炙时的辅料用量为
   A. 10kg/100kg
   B. 20kg/100kg
   C. 30kg/100kg
   D. 40kg/100kg
   E. 50kg/100kg

19. 盐炙可增强滋阴降火作用的药物是
   A. 杜仲、知母
   B. 黄柏、巴戟天
   C. 知母、黄柏
   D. 小茴香、益智仁
   E. 橘核、荔枝核

20. 需分离不同药用部位的药物是
   A. 当归
   B. 乌梢蛇
   C. 川芎
   D. 紫河车
   E. 水蛭

21. 石膏煅制的作用是
   A. 改变药性,产生收敛生肌作用
   B. 缓和药性,增强止血作用
   C. 增强收敛止泻作用
   D. 增强清热泻火作用
   E. 增强除烦止渴作用

22. 宜用扣锅煅法炮制的是
   A. 荆芥炭
   B. 地榆炭
   C. 血余炭
   D. 蒲黄炭
   E. 姜炭

23. 白矾煅制温度应控制在
    A. 100℃
    B. 150~160℃
    C. 180~260℃
    D. 270~280℃
    E. 300℃

24. 炮制后,可改变药性的是
    A. 蜜炙百部
    B. 蜜炙麻黄
    C. 蜜炙甘草
    D. 蜜炙款冬花
    E. 蜜炙紫菀

25. 苍术麸炒的操作方法,不正确的是
    A. 热锅
    B. 麦麸冒烟时投药
    C. 麦麸炒至灵活状态时投药
    D. 中火
    E. 炒至深黄色时取出,筛去麦麸

26. 焦苍术的作用为
    A. 健脾燥湿
    B. 行气宽中
    C. 固肠止泻
    D. 清热明目
    E. 消食

27. 下列可采用清炒法炮制的药材,不包括
    A. 牛蒡子
    B. 荆芥
    C. 酸枣仁
    D. 斑蝥
    E. 槟榔

28. 焦山楂可增强
    A. 消食导滞的作用
    B. 止血作用
    C. 活血化瘀的作用
    D. 治血积的作用
    E. 酸涩收敛作用

29. 关于提净法,下列叙述错误的是
    A. 适用于矿物药
    B. 使药物纯净
    C. 只能用水,不能加其他辅料
    D. 可缓和药性,降低毒性
    E. 需经过溶解、过滤、重结晶处理

30. 扣锅煅法的条件为
    A. 高温缺氧
    B. 隔绝空气
    C. 武火
    D. 加热
    E. 用盐泥封固

31. 米炒后可增强健脾止泻作用的药物是
    A. 牛蒡子
    B. 红娘子
    C. 王不留行
    D. 党参
    E. 斑蝥

32. 苍耳子炒黄后可
    A. 改变药性
    B. 降低毒性
    C. 缓和药性
    D. 降低刺激性
    E. 提高疗效

33. 炒后可产生止血作用的是
    A. 荆芥
    B. 大蓟
    C. 地榆
    D. 白茅根
    E. 槟榔

34. 山楂炒后药性缓和,是其中哪种成分减少的结果
    A. 氨基酸
    B. 生物碱
    C. 挥发油
    D. 有机酸

E. 鞣质

35. 蒲黄炒炭应用中火炒至
    A. 焦黄色
    B. 黑色
    C. 棕褐色
    D. 表面焦黑色,内部深黄色
    E. 表面焦黑色,内部黑褐色

36. 既可麸炒又可土炒的药物是
    A. 苍术
    B. 白术
    C. 枳壳
    D. 僵蚕
    E. 枳实

37. 蜜炙甘草最主要的目的是
    A. 增强润肺止咳作用
    B. 增强补中益气作用
    C. 增强润肺通便作用
    D. 增强燥湿健脾作用
    E. 起矫味、赋色作用

38. 盐炙时,每100kg药物,用食盐
    A. 1kg
    B. 2～3kg
    C. 8～10kg
    D. 5kg
    E. 15kg

39. 宜用明煅法炮制的药材为
    A. 牡蛎
    B. 自然铜
    C. 雄黄
    D. 磁石
    E. 棕榈

40. 宜用中火炮制的是
    A. 盐炙知母
    B. 盐炙杜仲
    C. 蜜炙甘草

D. 醋炙柴胡
E. 盐炙补骨脂

41. 宜采用姜炙法炮制的药物是
    A. 蛤蚧
    B. 厚朴
    C. 三七
    D. 川芎
    E. 白前

42. 北豆根来源于
    A. 蓼科
    B. 毛茛科
    C. 豆科
    D. 防己科
    E. 罂粟科

43. 下列具有解毒作用的成分为
    A. 甘草甜素
    B. 延胡索乙素
    C. 葛根黄酮
    D. 人参皂苷
    E. 川芎嗪

44. 外表皮黄白色至淡棕褐色,可见纵皱纹或纵沟;切面皮部黄白色,木部淡黄色,有"菊花心";气微,味微甜,嚼之微有豆腥味的药材是
    A. 甘草
    B. 当归
    C. 黄芪
    D. 茜草
    E. 黄芩

45. 根茎呈柱状,下生多数黑褐色细根的药材为
    A. 威灵仙
    B. 龙胆
    C. 紫菀
    D. 坚龙胆
    E. 徐长卿

46. 川贝母的药用部位为
    A. 根
    B. 根茎
    C. 块茎
    D. 块根
    E. 鳞茎

47. 下列天南星科药材中不含针晶的是
    A. 天南星
    B. 半夏
    C. 白附子
    D. 石菖蒲
    E. 虎掌南星

48. 丹参的气味是
    A. 气微,味微苦
    B. 气微,味微苦涩
    C. 气微,味微甘
    D. 气香,味微苦
    E. 气香,味甘

49. 表面红棕色或红褐色,皱缩不平,切断面浅黄棕色或浅红棕色,显粉性,皮部有4~11个类圆形异型维管束环列,形成云锦状花纹的药材是
    A. 虎杖
    B. 大黄
    C. 何首乌
    D. 商陆
    E. 甘草

50. 大血藤的断面特征为
    A. 髓部偏向一侧
    B. 皮部呈红棕色,有数处向内嵌入木部
    C. 红棕色皮部与黄白色木部交互排列成3~8轮半圆形环
    D. 皮部厚,有棕色油点
    E. 形成层环呈多角形

51. 沉香药用部位来源于瑞香科白木香及沉香的
    A. 边材
    B. 含树脂的心材
    C. 茎髓
    D. 腐烂的心材
    E. 茎藤

52. 来源为樟科植物干燥树皮的药材是
    A. 地骨皮
    B. 厚朴
    C. 苦楝皮
    D. 肉桂
    E. 香加皮

53. 下列叙述正确的是
    A. 气孔指数是指每平方毫米面积中的气孔数目
    B. 脉岛数是指一个表皮细胞下的平均脉岛数目
    C. 栅表比是指单位面积上的栅栏细胞数
    D. 栅表比是指一个表皮细胞下的平均栅栏细胞数目
    E. 栅栏组织通常为一层圆形的细胞

54. 金银花的主产地为
    A. 湖北及湖南
    B. 山东及河南
    C. 四川及湖北
    D. 四川及安徽
    E. 江苏及浙江

55. 呈长棒状,花头外表面紫红色或淡红色,花头撕开后,有白色絮状茸毛的花类药材是
    A. 辛夷
    B. 丁香
    C. 金银花
    D. 菊花
    E. 款冬花

56. 下列药材中,表面呈棕黑色至乌黑色,皱缩不平的为
    A. 木瓜

B. 五味子
C. 金樱子
D. 乌梅
E. 瓜蒌

57. 广藿香来源于
    A. 豆科
    B. 菊科
    C. 唇形科
    D. 马鞭草科
    E. 报春花科

58. 属地衣类的药材为
    A. 马勃
    B. 冬虫夏草
    C. 茯苓
    D. 松萝
    E. 竹黄

59. "外色黑似铁,研粉红似血"是形容哪种药材的特征
    A. 没药
    B. 乳香
    C. 血竭
    D. 鸡血藤
    E. 儿茶

60. 益母草的主要成分为
    A. 生物碱
    B. 黄酮类
    C. 皂苷
    D. 内酯
    E. 挥发油

61. 海藻常含有的化学成分为
    A. 甘露醇
    B. 麦角甾醇
    C. 维生素
    D. 生物碱
    E. 卵磷脂

62. 钩藤的主要成分为
    A. 香豆素类
    B. 挥发油类
    C. 生物碱类
    D. 黄酮类
    E. 三萜类

63. 沉香醇溶性浸出物(热浸法)不得少于
    A. 15.0%
    B. 14.0%
    C. 16.0%
    D. 17.0%
    E. 13.0%

64. 取某药材乙醇提取液,点在滤纸上,干后,置紫外灯光下观察,显天蓝色荧光;于点样处加稀盐酸1滴,干后显黄绿色荧光;用氨试液熏后复显天蓝色荧光。该药材是
    A. 苏木
    B. 降香
    C. 关木通
    D. 钩藤
    E. 川木通

65. 钩藤降血压的有效成分为
    A. 挥发油类
    B. 生物碱类
    C. 皂苷类
    D. 黄酮类
    E. 有机酸类

66. 鸡血藤的粉末显微特征不包括
    A. 纤维及嵌晶纤维成束,末端的壁易分裂成数条,呈针状纤维束
    B. 导管以具缘纹孔为主
    C. 石细胞成群,类方形或类圆形
    D. 分泌细胞腔内含红棕色或黄棕色物
    E. 草酸钙结晶方形、类双锥形等

67. 川木通的表面特征是
    A. 表面黄棕色或黄褐色,有纵向凹沟及棱

线,节多膨大
B. 表面灰褐色,有地衣斑
C. 表面棕黄色,有多数点状皮孔
D. 表面灰黄色,有横向皮孔
E. 表面浅灰棕色,光滑,栓皮易鳞片状剥落

68. 秦皮的主要成分为
    A. 黄酮类
    B. 香豆精类
    C. 皂苷类
    D. 木脂素类
    E. 环烯醚萜苷类

69. 黄柏的显微鉴别特征不包括
    A. 橙皮苷
    B. 晶鞘纤维
    C. 草酸钙方晶
    D. 鲜黄色分枝状具层纹石细胞
    E. 黏液细胞

70. 纤维性强,难折断,纤维层易纵向撕裂,撕裂时有白色粉尘飞扬的药材为
    A. 秦皮
    B. 桑白皮
    C. 合欢皮
    D. 牡丹皮
    E. 肉桂

71. 断面不平坦,外层黄棕色,内层灰白色的药材为
    A. 五加皮
    B. 地骨皮
    C. 桑白皮
    D. 香加皮
    E. 牡丹皮

72. 断面不整齐,灰白色,于放大镜下检视可见多数淡黄棕色小油点(树脂道)的药材为
    A. 地骨皮
    B. 香加皮
    C. 五加皮
    D. 秦皮
    E. 桑白皮

73. 牡丹皮粉末中含
    A. 草酸钙砂晶
    B. 草酸钙簇晶
    C. 草酸钙方晶
    D. 草酸钙针晶
    E. 草酸钙复合晶体

74. 药材地骨皮的原植物科名是
    A. 樟科
    B. 毛茛科
    C. 茄科
    D. 豆科
    E. 芸香科

75. 药材秦皮来源于
    A. 萝摩科
    B. 毛茛科
    C. 木犀科
    D. 樟科
    E. 木兰科

76. 药材黄柏来源于
    A. 芸香科
    B. 樟科
    C. 柏科
    D. 木兰科
    E. 毛茛科

77. 肉桂的主要产地是
    A. 安徽、湖北
    B. 广东、广西
    C. 河北、山西
    D. 东北
    E. 四川、云南

78. 横切面可见落皮层,内侧有木栓组织数个层带,韧皮部有5~7层石细胞环带,并可见胶丝团块的药材是

A. 牡丹皮
B. 厚朴
C. 肉桂
D. 杜仲
E. 秦皮

79. 呈板片状或浅槽状,外表面黄褐色或黄棕色,内表面暗黄色或淡棕黄色,断面深黄色,纤维性,气微,味苦的药材是
   A. 黄柏
   B. 关黄柏
   C. 厚朴
   D. 苦楝皮
   E. 地骨皮

80. 下列药材中,含有芥子酶分泌细胞的是
   A. 蓼大青叶
   B. 大青叶
   C. 紫苏叶
   D. 番泻叶
   E. 桑叶

81. 蓼大青叶中靛蓝含量不得少于
   A. 0.05%
   B. 0.5%
   C. 0.1%
   D. 1.0%
   E. 2.0%

82. 下列药材中,叶柄扁平,偶带膜质托叶鞘的是
   A. 石韦
   B. 蓼大青叶
   C. 枇杷叶
   D. 大青叶
   E. 番泻叶

83. 含有草酸钙簇晶和晶纤维的药材是
   A. 侧柏叶
   B. 番泻叶
   C. 蓼大青叶
   D. 枇杷叶
   E. 紫苏叶

84. 习称"连三朵"的药材是
   A. 辛夷
   B. 槐花
   C. 丁香
   D. 款冬花
   E. 西红花

二、B型题（标准配伍题）

答题说明

以下提供若干组考题,每组考题共用在考题前列出的A、B、C、D、E五个备选答案。请从中选择一个与问题关系最密切的答案。某个备选答案可能被选择一次、多次或不被选择。

(85~86题共用备选答案)
A. 大黄
B. 大黄炭
C. 熟大黄
D. 酒大黄
E. 清宁片

85. 活血祛瘀宜选用
86. 年老体弱者便秘宜选用

(87~88题共用备选答案)

A. 100∶15
B. 100∶20
C. 100∶10
D. 100∶12.5
E. 100∶2

87. 盐炙车前子时,药物与辅料的用量比为
88. 蜜炙百部时,药物与辅料的用量比为

(89~90题共用备选答案)
A. 弯曲法

B. 指掐法
C. 穿刺法
D. 手捏法
E. 劈剖法
89. 白术可用
90. 木香可用

(91～92题共用备选答案)
A. 内蒙古、甘肃、新疆
B. 吉林、辽宁、黑龙江
C. 山西、黑龙江、内蒙古
D. 四川、陕西
E. 云南、广西
91. 黄芪的主要产地是
92. 人参的主要产地是

(93～94题共用备选答案)
A. 多单枝,较细小,弯曲
B. 多分枝,聚成簇,形如鸡爪
C. 多单枝,较粗壮,"过桥"长
D. 长圆柱形,外皮易脱落,断面粉性
E. 薄壁细胞中含草酸钙簇晶和糊化淀粉粒团块
93. 赤芍的特征为
94. 雅连的特征为

(95～96题共用备选答案)
A. 当归
B. 狗脊
C. 骨碎补
D. 独活
E. 白术
95. 有浓郁香气,味甘、辛,微苦的药材是
96. 气清香,味甜、微辛,嚼之略带黏性的药材是

(97～98题共用备选答案)
A. 可直接晒干
B. 需放入胆巴水中夜泡日晒,反复多次直至表面出现大量结晶盐粒
C. 需胆巴水泡后煮透心,纵切片
D. 需胆巴水浸后煮透心,去外皮后纵切片,蒸透,晒干
E. 需洗净,置沸水中煮至恰无白心时,取出晒干
97. 白附片加工时
98. 延胡索加工时

(99～100题共用备选答案)
A. 知母
B. 射干
C. 山药
D. 莪术
E. 郁金
99. 来源为鸢尾科植物根茎的药材是
100. 来源为薯蓣科植物根茎的药材是

一、A 型题（单句型最佳选择题）

答题说明
以下每一道考题下面有 A、B、C、D、E 五个备选答案，请从中选择一个最佳答案。

1. 按医师处方,专为某一患者配制,并注明用法用量的药剂调配操作,称为
   A. 中成药
   B. 制剂
   C. 调剂
   D. 药品
   E. 剂型

2. 下列不属于黏膜给药剂型的是
   A. 透皮贴膏
   B. 含漱剂
   C. 滴眼剂
   D. 舌下片剂
   E. 滴鼻剂

3. 物理灭菌法不包括
   A. 微波灭菌法
   B. 紫外线灭菌法
   C. 甲醛灭菌法
   D. γ射线灭菌法
   E. 湿热灭菌法

4. 适用于已包装好的药品的灭菌方法是
   A. 干热空气法
   B. 热压灭菌法
   C. 紫外线灭菌法
   D. 微波灭菌法
   E. 辐射灭菌法

5. 适用于物体表面和空气的简便灭菌方法是
   A. 辐射灭菌法
   B. 紫外线灭菌法
   C. 甲醛灭菌法
   D. 75%乙醇灭菌法
   E. 苯酚溶液灭菌法

6. 樟脑、冰片宜采取的粉碎方法为
   A. 混合粉碎
   B. 水飞法
   C. 超微粉碎
   D. 加液研磨粉碎
   E. 低温粉碎

7. 下列可以对原料药材进行细胞粉碎的粉碎方法为
   A. 低温粉碎
   B. 加液研磨粉碎
   C. 串料粉碎
   D. 超细粉碎
   E. 混合粉碎

8. 一般内服散剂应通过
   A. 五号筛
   B. 六号筛
   C. 八号筛
   D. 七号筛
   E. 九号筛

9. 湿物料干燥时,不可除去的水分是
   A. 非结合水
   B. 结合水
   C. 平衡水分
   D. 自由水分
   E. 毛细管中水分

10. 回流提取法的特点为
    A. 采用超临界流体
    B. 根据道尔顿定律
    C. 溶剂循环使用
    D. 适用于含热敏性成分药材的提取
    E. 提取液受热时间短

11. 制备金银花糖浆时,需加的附加剂为
    A. 防腐剂

B. 抑菌剂
C. 助溶剂
D. 助悬剂
E. 增溶剂

12. 表面活性剂起增溶作用时的 HLB 值一般为
    A. 0~3
    B. 3~8
    C. 8~10
    D. 10~15
    E. 15~18

13. 注射用大豆油的酸值应不大于
    A. 0.1
    B. 0.2
    C. 0.3
    D. 0.4
    E. 0.5

14. 采用蒸馏法制备注射用水是利用热原的
    A. 水溶性
    B. 耐热性
    C. 滤过性
    D. 不挥发性
    E. 被吸附性

15. 热原的性质不包括
    A. 水溶性
    B. 挥发性
    C. 被吸附性
    D. 滤过性
    E. 耐热性

16. 软膏中常用硅油的主要原因是
    A. 亲水性强
    B. 不污染衣物
    C. 无刺激性
    D. 易涂布
    E. 疏水性强

17. 能够使大部分药物避免肝脏首过作用破坏的剂型是
    A. 包衣片
    B. 微囊片
    C. 软胶囊
    D. 颗粒剂
    E. 栓剂

18. 下列关于栓剂的叙述，错误的是
    A. 可起局部作用
    B. 可起全身作用
    C. 是半固体制剂
    D. 可避免药物对胃黏膜的刺激
    E. 栓剂中可加入表面活性剂

19. 热熔法制备栓剂的工艺流程是
    A. 基质+药物→混匀→注模→成型
    B. 基质熔融+药物→混匀→注模→脱模→包装
    C. 基质熔融+药物→混匀→注模→冷却→刮削、取出→包装
    D. 基质熔融+药物→研匀→搓成型→包装
    E. 基质熔融+药物→混匀→脱模→包装

20. 制备空胶囊壳时一般要加甘油和羧甲基纤维素，二者的作用为
    A. 增塑
    B. 芳香矫味
    C. 着色
    D. 遮光
    E. 防腐

21. 滴丸基质具备的条件不包括
    A. 不与主药发生作用
    B. 水溶性强
    C. 有适宜的熔点
    D. 对人体无害
    E. 不破坏药效

22. 富含纤维的药粉制备蜜丸时，需选用的赋形剂为

A.嫩蜜
B.炼蜜
C.老蜜
D.米糊
E.蜂蜡

23.炼制蜂蜜时,中蜜的炼制温度应为
A.105~115℃
B.112~115℃
C.116~120℃
D.116~118℃
E.119~122℃

24.现行《中国药典》中规定,大蜜丸、小蜜丸的含水量不得超过
A.12.0%
B.10.0%
C.15.0%
D.9.0%
E.8.0%

25.颗粒处方中如含有挥发性成分,其加入的阶段为
A.精制
B.包装
C.制粒
D.干燥
E.整粒

26.下列可作为片剂肠溶衣物料的是
A.丙烯酸树脂Ⅲ号
B.丙烯酸树脂Ⅳ号
C.羟丙基甲基纤维素
D.丙乙烯-乙烯吡啶共聚物
E.羧甲基纤维素钠

27.表面活性剂在片剂中常用以
A.润湿,以促进片剂崩解
B.稀释
C.黏合
D.吸收

E.助溶

28.软膏剂不可用于
A.慢性皮肤病
B.局部治疗皮肤、黏膜
C.润滑皮肤、黏膜
D.保护皮肤、黏膜
E.急性损伤的皮肤

29.软膏中常用硅油作为油脂性基质的主要原因是
A.亲水性强
B.无刺激性
C.不污染衣物
D.易涂布
E.疏水性强

30.羊毛脂作为油脂性软膏基质,其优点不包括
A.熔点适宜
B.吸水性好
C.无刺激性
D.润滑作用差
E.稳定性好

31.聚乙二醇作为软膏基质时,常用不同分子量的聚乙二醇以适当比例混合,这样操作的目的是
A.改善药物的溶解度
B.增加透皮作用
C.增加吸水性
D.制成稠度适宜的基质
E.防止软膏失水干燥

32.以亲水性基质制备栓剂时常用的润滑剂是
A.肥皂、甘油、90%乙醇
B.软皂
C.95%乙醇
D.甘油
E.液体石蜡

33. 在软膏、滴丸、栓剂中经常作为基质的是
    A. 聚乙二醇
    B. 液体石蜡
    C. 凡士林
    D. 可可豆脂
    E. 羊毛脂

34. 硬胶囊剂的崩解时限是
    A. 60 分钟
    B. 15 分钟
    C. 120 分钟
    D. 90 分钟
    E. 30 分钟

35. 沸腾制粒是
    A. 流化喷雾制粒
    B. 湿法混合制粒
    C. 挤出制粒
    D. 喷雾干燥制粒
    E. 模压法

36. 含有大量挥发油类药物的片剂处方应选用的吸收剂是
    A. 糖粉
    B. 淀粉
    C. 磷酸氢钙
    D. 微晶纤维素
    E. 甘露醇

37. 片剂压片常用的黏合剂是
    A. 乳糖
    B. 淀粉
    C. 淀粉浆
    D. 氧化镁
    E. 微粉硅胶

38. 下列适用于紫外线灭菌的是
    A. 片剂
    B. 操作室内空气及物体表面
    C. 羊毛脂
    D. 滑石粉
    E. 合剂

39. 不能在万级操作区操作的是
    A. 注射用药的原料药的精制、烘干、分装
    B. 滴眼液的配液、滤过、灌封
    C. 需除菌滤过,但不能在最后容器中灭菌的无菌制剂的配液
    D. 能在最后容器中灭菌的大体积注射用药品的配液及小体积注射用药品的配液、滤过、灌封
    E. 不能在最后容器中灭菌的无菌制剂的配液与灌封

40. 黄精、玉竹等树脂树胶类药,粉碎时可采用
    A. 水飞法
    B. 蒸馏法
    C. 加液研磨法
    D. 低温粉碎法
    E. 串油粉碎法

41. 下列不能采用水飞法粉碎的是
    A. 滑石粉
    B. 珍珠
    C. 硼砂
    D. 炉甘石
    E. 朱砂

42. 药物粉碎不正确的做法是
    A. 粉碎后应保持药物的组成不变
    B. 粉碎时药物不宜过度粉碎
    C. 较难粉碎的纤维可不必粉碎
    D. 粉碎过程中应防火、防爆及交叉污染
    E. 粉碎过程中应及时筛去细粉,以提高效率

43. 法定处方是指
    A. 《黄帝内经》《伤寒杂病论》《金匮要略》等经典著作中记载的方剂
    B. 指从清代至今出现的方剂,其在经方基础上有很大发展
    C. 国家药典、局颁标准中收载的处方,具有

法律约束力
D. 医疗上有独特疗效、不轻易外传（多系祖传）的药方
E. 由医院药房根据医疗需要,与医师协商制定的方剂

44. 以下需要烊化的药物是
A. 柴胡
B. 石膏
C. 黄芪
D. 阿胶
E. 大黄

45. 普通处方、应急处方、儿科处方应保存
A. 半年
B. 1年
C. 3年
D. 4年
E. 7年

46. 处方中药品名称不应使用
A.《中华人民共和国药典》收载的名称
B. 俗名
C. 经国家批准的专利药品名称
D. 通用名或商品名
E.《中国药品通用名称》收载的名称

47. 下列有关处方意义的叙述,不正确的是
A. 是调剂人员鉴别药品的依据
B. 为指导患者用药提供依据
C. 是患者已交药费的凭据
D. 是统计医疗药品消耗、预算采购药品的依据
E. 是调剂人员配发药品的依据

48. 能增强药物疗效的配伍关系是
A. 相须
B. 相畏
C. 单行
D. 相反
E. 相杀

49. 以下配伍中属于相须的是
A. 党参配黄芪
B. 黄芪配茯苓
C. 麻黄配杏仁
D. 生半夏配生姜
E. 赤芍配白芍

50. 药物在储藏过程中,易发生泛油现象的成分是
A. 油脂
B. 蛋白质
C. 生物碱类
D. 苷类
E. 树脂

51. 标志着我国正式开始实施药品不良反应报告制度,由国家药品监督管理局、卫生部于1999年发布的法规是
A.《药品不良反应监测管理办法》
B.《药品不良反应管理办法(试行)》
C.《国家药品不良反应报告制度》
D.《国家实行药品不良反应报告制度》
E.《药品不良反应监测管理办法(试行)》

52. 以下不属于合理用药目的的是
A. 发挥药物的最大效能
B. 对中药不良反应进行监督和考察
C. 使患者以最少的支出获得最好的治疗效果
D. 防止或减轻不良反应
E. 有效利用卫生资源

53. 主要报告引起严重、罕见或新的不良反应的药品是
A. 上市5年内的药品
B. 上市5年后的药品
C. 列为国家重点监测的药品
D. 麻醉药品
E. 毒性药品

54. 罂粟壳每张处方的最大用量是

A. 9g
B. 18g
C. 27g
D. 36g
E. 45g

55. 马钱子的成人一日常用量是
A. 0.1～0.3g
B. 0.3～0.6g
C. 0.01～0.03g
D. 0.03～0.06g
E. 0.06～0.09g

56. 6～9岁儿童的中药用量相当于成人剂量的
A. 1/3～2/5
B. 1/4～1/3
C. 1/3～1/2
D. 1/2～2/3
E. 2/5～1/2

57. 根据不同时期或条件分，《黄帝内经》中所记载的方剂属于
A. 经方
B. 时方
C. 法定处方
D. 秘方
E. 验方

58. 中药汤剂处方正文不包括的内容有
A. 药名
B. 规格
C. 剂量
D. 剂数
E. 脚注

59. 一种药物的毒性或副作用能被另一种药物减轻或消除，指的是中药配伍中的
A. 相使
B. 相畏
C. 相杀
D. 相恶
E. 相反

60. 临床中毒表现为恶心呕吐、腹痛腹泻、少尿症状的是哪类药物
A. 乌头类药物
B. 洋地黄类药物
C. 雷公藤及雷公藤多苷片
D. 马钱子及含马钱子的中成药
E. 朱砂、轻粉、红粉等制剂

61. 中药处方中直接写药材的正名或炒制时，即付酒炙品的是
A. 山茱萸
B. 王不留行
C. 海藻
D. 穿山甲
E. 厚朴

62. 医疗单位供应和调配毒性中药，凭医师签名的正式处方，每次处方剂量不得超过几日极量
A. 1
B. 2
C. 3
D. 4
E. 7

63. 60岁以上老人的服药剂量相当于成人剂量的
A. 1倍
B. 3/4倍
C. 1/4倍
D. 1/2倍
E. 2/5倍

64. 关于中药用量的原则，以下叙述错误的是
A. 成人和体质强壮的患者，用量可适当大些
B. 儿童及年老体弱患者，剂量可酌减
C. 病情轻者，不宜重剂量

D. 病情重者,剂量应适当增加
E. 新病者,往往低于久病者的剂量

65. 处方书写太子参,应付
   A. 太子参
   B. 童参
   C. 园参
   D. 生太子参
   E. 孩儿参

66. 下列不是川贝母处方用名的是
   A. 黄炉贝
   B. 川贝
   C. 青贝
   D. 大贝
   E. 松贝

67. "毛笔头"是指
   A. 辛夷花蕾未开放时的形状
   B. 由表皮细胞特化而成的突起物
   C. 呈圆锥形或球形的覆盆子聚合果
   D. 白术根茎下端稍粗部分表面较大的瘤状突起
   E. 乌药药材呈纺锤形,有的中间收缩成连珠状

68. 不属于西北药的是
   A. 大黄
   B. 当归
   C. 羌活
   D. 秦艽
   E. 柴胡

69. "结子斗"用于描述下列哪种药
   A. 石斛
   B. 大黄
   C. 黄连
   D. 牛膝
   E. 苍术

70. 关于煎药前的饮片浸泡,下列说法不正确的是
   A. 植物中药煎煮前浸泡的目的是使中药有效成分首先溶解在药材组织中
   B. 同时可避免在加热煎煮时,药材组织中所含的蛋白质凝固、淀粉糊化,使有效成分不易渗出
   C. 浸泡时间应根据药材的性质而定
   D. 浸泡有利于有效成分的溶出,从而提高中药在临床上的治疗作用
   E. 以花、茎、全草类药材为主的可浸泡2~3分钟,以根、根茎、种子、果实等药材为主的,可浸泡6分钟,注意浸泡的时间不宜过久

71. 关于处方管理,以下说法不正确的是
   A. 处方字迹应当清楚,不得涂改
   B. 除特殊情况外,医师开具处方时,必须注明临床诊断
   C. 中药饮片处方的书写,药物调剂、煎煮的特殊要求需注明在药品后上方
   D. 处方一律用规范的中文或英文名称书写
   E. 处方开具当日有效;特殊情况下需延长有效期的,由开具处方的医师注明有效期限,最长不得超过4天

72. 关于药品有效期的表述,正确的是
   A. 药品标签中的有效期应当按照年、日、月的顺序标注,年份用四位数字表示,月、日用两位数表示
   B. 药品标签中的有效期应当按照月、日、年的顺序标注,年份用四位数字表示,月、日用两位数表示
   C. 药品标签中的有效期应当按照日、月、年的顺序标注,年份用四位数字表示,月、日用两位数表示
   D. 药品标签中的有效期应当按照年、月、日的顺序标注,年份用四位数字表示,月、日用两位数表示
   E. 药品标签中的有效期应当按照月、年的顺序标注,年份用四位数字表示,月用两位数表示

73. 可防冬虫夏草生虫的是
    A. 金钱蛇
    B. 生姜
    C. 蜂蜜
    D. 藏红花
    E. 甘草

74. 杏仁最易发生的变异是
    A. 风化
    B. 粘连
    C. 潮解
    D. 腐烂
    E. 泛油

75. 孕妇禁用的中成药处方药是
    A. 四神丸
    B. 木瓜丸
    C. 九一散
    D. 牛黄降压丸
    E. 小柴胡片

76. 关于处方调配,下列操作不正确的是
    A. 鲜品可与其他药物同放,但必须注明用法
    B. 贵重药、毒性药需两人核对调配
    C. 急诊处方应优先调配
    D. 需要特殊处理的药品应单包并注明用法
    E. 体积松泡而量大的饮片应先称

二、B型题（标准配伍题）

答题说明

以下提供若干组考题,每组考题共用在考题前列出的A、B、C、D、E五个备选答案。请从中选择一个与问题关系最密切的答案。某个备选答案可能被选择一次、多次或不被选择。

(77~78题共用备选答案)
    A. 注射剂
    B. 输液剂
    C. 眼用溶液剂
    D. 注射用无菌粉末
    E. 乳浊液型注射剂

77. 常用甲基纤维素、聚乙二醇等黏度调节剂的是
78. 用于补充营养、调节体液酸碱平衡的是

(79~80题共用备选答案)
    A. 老蜜
    B. 蜜水
    C. 嫩蜜
    D. 中蜜
    E. 生蜜

79. 含糖及脂肪多的药粉制备蜜丸用
80. 黏性差或富含纤维的药粉制备蜜丸用

(81~82题共用备选答案)
    A. 致死温度区

    B. 生长最适温度
    C. 生长最低温度
    D. 致死温度
    E. 适宜温度区

81. 真菌生长最旺盛的温度范围称为该真菌的
82. 杀死微生物的温度界限称为

(83~84题共用备选答案)
    A. 21℃以下
    B. 25℃以下
    C. 37℃以下
    D. 95%以下
    E. 75%以下

83. 饮片库房室温应控制在
84. 饮片库房相对湿度应保持在

(85~86题共用备选答案)
    A. 淡红色
    B. 淡黄色
    C. 白色
    D. 淡绿色

E. 淡紫色

85. 麻醉药品处方颜色为
86. 急诊处方颜色为

(87~88题共用备选答案)
A. 五倍子
B. 黄芩
C. 甘草
D. 旋覆花
E. 槐米

87. 不与水杨酸衍生物合用的是
88. 不与B族维生素合用的是

(89~90题共用备选答案)
A. 骨碎补与链霉素
B. 黄芩与B族维生素
C. 乌头与洛贝林
D. 黄柏与四环素
E. 阿托品与蟾酥

89. 合用后会影响药物吸收排泄的是
90. 合用后会产生协同作用的是

(91~92题共用备选答案)
A. 轻粉
B. 生天南星
C. 生半夏
D. 生附子
E. 洋金花

91. 上述毒性中药中,不宜与乌头类药物同用的是
92. 上述毒性中药中,不宜与牵牛子同用的是

(93~94题共用备选答案)
A. 官桂
B. 安息香
C. 乌贼骨
D. 大腹子
E. 当门子

93. 槟榔的处方用名是
94. 海螵蛸的处方用名是

(95~96题共用备选答案)
A. 柴胡、延胡索
B. 前胡、延胡索
C. 柴胡、前胡
D. 赤苓、茯苓
E. 猪苓、赤苓

95. "二胡"是指
96. "二苓"是指

(97~98题共用备选答案)
A. 蒲黄
B. 鹿角胶
C. 钩藤
D. 沉香
E. 鱼腥草

97. 需要冲服的药物是
98. 需要烊化的药物是

(99~100题共用备选答案)
A. <-4℃
B. <4℃
C. 15~35℃
D. 35~40℃
E. 50~60℃

99. 害虫的致死低温区是
100. 害虫的致死高温区是

参 考 答 案

基 础 知 识

1. C	2. D	3. A	4. D	5. C	6. A	7. E	8. E	9. B	10. D
11. D	12. D	13. C	14. B	15. D	16. E	17. D	18. A	19. C	20. D
21. D	22. B	23. C	24. C	25. D	26. B	27. E	28. D	29. E	30. D
31. B	32. C	33. A	34. B	35. E	36. B	37. E	38. E	39. B	40. C
41. B	42. B	43. D	44. E	45. D	46. B	47. D	48. B	49. B	50. D
51. C	52. D	53. B	54. D	55. B	56. B	57. A	58. C	59. B	60. C
61. A	62. B	63. A	64. C	65. E	66. B	67. B	68. B	69. C	70. A
71. B	72. E	73. C	74. B	75. B	76. D	77. A	78. B	79. A	80. D
81. D	82. B	83. A	84. C	85. C	86. D	87. D	88. B	89. A	90. C
91. C	92. E	93. C	94. E	95. B	96. A	97. B	98. C	99. C	100. A

相关专业知识

1. E	2. C	3. A	4. D	5. A	6. D	7. C	8. B	9. C	10. E
11. E	12. C	13. D	14. E	15. A	16. E	17. A	18. D	19. B	20. D
21. B	22. D	23. B	24. A	25. D	26. C	27. C	28. A	29. E	30. E
31. B	32. E	33. E	34. E	35. D	36. C	37. D	38. A	39. D	40. B
41. E	42. E	43. A	44. E	45. B	46. D	47. E	48. C	49. B	50. E
51. A	52. B	53. C	54. E	55. D	56. E	57. E	58. E	59. B	60. A
61. C	62. E	63. B	64. A	65. C	66. B	67. C	68. C	69. B	70. C
71. A	72. E	73. A	74. C	75. C	76. B	77. C	78. C	79. A	80. E
81. B	82. E	83. A	84. E	85. B	86. D	87. A	88. E	89. C	90. E
91. E	92. E	93. C	94. B	95. B	96. D	97. A	98. C	99. B	100. D

专 业 知 识

1. C	2. B	3. A	4. D	5. C	6. C	7. A	8. C	9. C	10. B
11. C	12. A	13. D	14. D	15. B	16. B	17. E	18. A	19. C	20. A
21. A	22. C	23. C	24. C	25. C	26. C	27. D	28. A	29. C	30. A
31. D	32. B	33. A	34. D	35. C	36. B	37. B	38. B	39. A	40. B
41. B	42. D	43. A	44. C	45. A	46. E	47. D	48. B	49. C	50. B
51. B	52. D	53. D	54. B	55. E	56. D	57. C	58. D	59. C	60. A
61. A	62. C	63. A	64. C	65. B	66. A	67. A	68. B	69. A	70. B
71. B	72. C	73. B	74. C	75. C	76. A	77. B	78. D	79. A	80. B
81. B	82. B	83. B	84. D	85. C	86. E	87. E	88. D	89. B	90. A
91. C	92. B	93. D	94. C	95. A	96. E	97. D	98. E	99. B	100. C

专业实践能力

1. C	2. A	3. C	4. E	5. B	6. D	7. D	8. B	9. C	10. C
11. A	12. E	13. A	14. D	15. B	16. E	17. E	18. C	19. C	20. A
21. C	22. C	23. D	24. C	25. E	26. A	27. A	28. E	29. E	30. D
31. D	32. E	33. A	34. E	35. A	36. C	37. C	38. B	39. E	40. D
41. C	42. C	43. C	44. D	45. B	46. B	47. A	48. A	49. A	50. A
51. E	52. B	53. B	54. B	55. B	56. E	57. A	58. E	59. B	60. B
61. A	62. B	63. B	64. E	65. D	66. D	67. A	68. E	69. A	70. E
71. E	72. D	73. D	74. E	75. B	76. A	77. C	78. B	79. C	80. A
81. B	82. D	83. B	84. E	85. A	86. B	87. C	88. A	89. B	90. D
91. C	92. B	93. D	94. C	95. C	96. D	97. D	98. B	99. A	100. E

试卷标识码:

全国中医药专业技术资格考试

中药专业(初级士)押题秘卷(三)

考试日期： 年 月 日

考试时间：9：00—11：30

考生姓名：＿＿＿＿＿＿

准考证号：＿＿＿＿＿＿

考　点：＿＿＿＿＿＿

考场号：＿＿＿＿＿＿

一、A 型题（单句型最佳选择题）

答题说明

以下每一道考题下面有 A、B、C、D、E 五个备选答案，请从中选择一个最佳答案。

1. 平性药的含义是
   A. 性味甘淡的药物
   B. 作用比较缓和的药物
   C. 寒热之性均具备的药物
   D. 寒热之性不甚明显的药物
   E. 升浮、沉降作用趋向不明显的药物

2. 下列各项，不属于苦味药作用的是
   A. 通泄
   B. 降泄
   C. 燥湿
   D. 清泄
   E. 行气

3. 具有沉降性质的性味是
   A. 苦，温
   B. 辛，温
   C. 苦，寒
   D. 甘，寒
   E. 咸，温

4. 两种药物配伍，一种药物能降低或消除另一种药物的功效，这种配伍关系属于"七情"中的
   A. 相恶
   B. 相使
   C. 相畏
   D. 相反
   E. 相杀

5. 气味芳香，成分易挥发药物的用法是
   A. 先煎
   B. 后下
   C. 另煎
   D. 布包煎
   E. 烊化对服

6. 祛风湿、通鼻窍常用的药物为
   A. 防风
   B. 独活
   C. 羌活
   D. 苍耳子
   E. 紫苏

7. 金银花与连翘共有的功效为
   A. 清解热毒，消痈散结
   B. 清解热毒，利尿
   C. 清解热毒，疏散风热
   D. 清解热毒，凉血消斑
   E. 清解热毒，利湿退黄

8. 关于大黄的使用禁忌，说法错误的是
   A. 妇女月经期慎用
   B. 妇女哺乳期慎用
   C. 孕妇便秘忌用
   D. 孕妇忌用
   E. 阴疽忌用

9. 蕲蛇具有的功效是
   A. 祛风通络，利水
   B. 舒筋活络，止痛
   C. 祛风，通络，止痉
   D. 补肝肾，强筋骨
   E. 祛风湿，退虚热

10. 芳香化湿药的主治病证是
    A. 水湿内停
    B. 水湿泄泻
    C. 湿阻中焦
    D. 湿痹拘挛

E. 湿疹湿疮

E. 水蛭

11. 猪苓的功效是
   A. 芳香化湿
   B. 利水消肿
   C. 利水除湿
   D. 清热燥湿
   E. 祛风胜湿

12. 下列各项,不属于附子主治病证的是
   A. 亡阳欲脱,肢冷脉微
   B. 寒凝血瘀,经闭阴疽
   C. 命门火衰,阳痿早泄
   D. 中寒腹痛,阴寒水肿
   E. 阳虚外感,寒痹刺痛

13. 功能为行气、调中、止痛,善理脾、胃、大肠之气滞的药物为
   A. 木香
   B. 香附
   C. 薤白
   D. 乌药
   E. 沉香

14. 有凉血止血散瘀之功,尤宜用于尿血的药物是
   A. 白茅根
   B. 小蓟
   C. 血余炭
   D. 地榆
   E. 茜草

15. 下列既能活血,又能补血,同时又具有舒筋活络之功,用治风湿痹痛、肢体麻木、半身不遂的药物为
   A. 月季花
   B. 郁金
   C. 自然铜
   D. 鸡血藤

16. 川牛膝和怀牛膝功效的主要不同点是
   A. 川牛膝偏清上部火热,怀牛膝偏清下部湿热
   B. 川牛膝偏补肝肾,怀牛膝偏祛风湿
   C. 川牛膝偏活血通经,怀牛膝偏利尿通淋
   D. 川牛膝偏强腰膝,怀牛膝偏活血通经
   E. 川牛膝活血通经力强,怀牛膝长于补肝肾、强筋骨

17. 能行"血中气滞,气中血滞,专治一身上下诸痛"的药物是
   A. 羌活
   B. 延胡索
   C. 白芷
   D. 郁金
   E. 川芎

18. 具有活血止痛、消肿生肌功效的药组是
   A. 乳香、没药
   B. 红花、桃仁
   C. 血竭、儿茶
   D. 五灵脂、续断
   E. 自然铜、骨碎补

19. 朱砂入药的正确炮制方法是
   A. 水飞
   B. 炙
   C. 煅
   D. 煨
   E. 淬

20. 既能平肝息风、清肝明目,又能清热解毒的药物是
   A. 牛黄
   B. 草决明
   C. 羚羊角
   D. 龙胆

E. 石决明

21. 下列主治胎死腹中、胞衣不下的药物为
   A. 冰片
   B. 麝香
   C. 苏合香
   D. 安息香
   E. 石菖蒲

22. 熟地黄滋腻碍胃,为免影响食欲,常配以
   A. 陈皮、砂仁
   B. 藿香、佩兰
   C. 干姜、肉桂
   D. 山楂、神曲
   E. 茯苓、山药

23. 下列均能生津止渴的药为
   A. 五味子、诃子、生地黄
   B. 五味子、芦根、黄芩
   C. 乌梅、五味子、芦根
   D. 乌梅、生地黄、黄连
   E. 乌梅、芦根、黄柏

24. 主治胃痛吞酸、崩漏下血的中药是
   A. 五倍子
   B. 海螵蛸
   C. 桑螵蛸
   D. 椿皮
   E. 乌梅

25. 具有温脾开胃摄唾、暖肾固精缩尿功效的药物是
   A. 山药
   B. 补骨脂
   C. 胡芦巴
   D. 杜仲
   E. 益智仁

26. 具有固精缩尿、涩肠止泻功效的药物是

A. 金樱子
B. 桑螵蛸
C. 覆盆子
D. 赤石脂
E. 乌梅

27. 患者突然昏倒,口噤不开,面青身凉,苔白,脉迟有力,首选的药物是
   A. 冰片
   B. 牛黄
   C. 苏合香
   D. 石菖蒲
   E. 郁金

28. 清燥救肺汤属"十剂"中的
   A. 燥剂
   B. 湿剂
   C. 通剂
   D. 补剂
   E. 滑剂

29. 黄芪桂枝五物汤的主治病证是
   A. 行痹
   B. 寒痹
   C. 血痹
   D. 热痹
   E. 湿痹

30. 《温病条辨》所称"辛凉平剂"指的是
   A. 银翘散
   B. 桑菊饮
   C. 桑杏汤
   D. 参苏饮
   E. 白虎汤

31. 败毒散的功效为
   A. 发汗解表,散风祛湿
   B. 散寒祛湿,益气解表
   C. 助阳益气,解表散寒

D. 益气解表,理气化痰
E. 辛温解表,宣肺平喘

32. 患者恶寒发热,头痛身疼,无汗而喘,舌苔薄白,脉浮紧。治宜选用的方为
    A. 麻杏甘石汤
    B. 麻黄汤
    C. 小青龙汤
    D. 桂枝汤
    E. 止嗽散

33. 外感风寒湿邪,兼有里热证,应选用
    A. 羌活胜湿汤
    B. 桂枝汤
    C. 麻杏甘石汤
    D. 九味羌活汤
    E. 小青龙汤

34. 黄龙汤主治证的病因病机是
    A. 阳明腑实,气阴不足
    B. 阳明腑实,气血不足
    C. 阳明腑实,津液不足
    D. 热结里实,气阴不足
    E. 热结里实,津液不足

35. 济川煎组成中含有的药物是
    A. 牛膝、枳壳
    B. 升麻、枳实
    C. 泽泻、枳实
    D. 大黄、当归
    E. 大黄、肉苁蓉

36. 蒿芩清胆汤组成中含有的药物是
    A. 青蒿脑、淡竹叶
    B. 淡竹茹、薄荷脑
    C. 赤茯苓、生枳壳
    D. 白茯苓、广陈皮
    E. 仙半夏、鸡苏散

37. 逍遥散中配伍薄荷的用意是
    A. 疏肝散热
    B. 疏肝理气
    C. 疏散风热
    D. 清利头目
    E. 利咽透疹

38. 四逆散的功用是
    A. 补脾柔肝,祛湿止泻
    B. 疏肝行气,活血止痛
    C. 回阳固脱,益气生脉
    D. 透邪解郁,疏肝理脾
    E. 温经散寒,养血通脉

39. 大柴胡汤的主治病证是
    A. 少阳阳明合病
    B. 太阳少阳合病
    C. 太阳阳明合病
    D. 太阳少阴合病
    E. 阳明厥阴合病

40. 小柴胡汤证的发热特征是
    A. 身热夜甚
    B. 入暮潮热
    C. 往来寒热
    D. 日晡潮热
    E. 夜热早凉

41. 仙方活命饮与普济消毒饮两方组成中均含有的药物是
    A. 贝母
    B. 陈皮
    C. 乳香
    D. 连翘
    E. 金银花

42. 芍药汤与白头翁汤两方组成中均含有的药物是
    A. 甘草

B. 黄芩
C. 黄柏
D. 黄连
E. 大黄

43. 白虎汤中配伍粳米、炙甘草的主要用意是
   A. 健脾益气
   B. 健脾止泻
   C. 益气和中
   D. 益胃生津
   E. 调和药性

44. 清胃散中具有清热解毒作用又寓"火郁发之"之意的药物是
   A. 黄连
   B. 生地黄
   C. 升麻
   D. 牡丹皮
   E. 当归身

45. 龙胆泻肝汤组成中不包括
   A. 泽泻
   B. 白芍
   C. 生地黄
   D. 黄芩
   E. 柴胡

46. 清暑益气汤(《温热经纬》)组成中含有的药物是
   A. 人参、麦冬
   B. 荷梗、黄连
   C. 连翘、竹叶
   D. 知母、党参
   E. 天冬、西洋参

47. 六一散的功用是
   A. 清暑利湿
   B. 清暑解表
   C. 清暑益气

D. 清解暑热
E. 清心解暑

48. 吴茱萸汤和理中丸两方组成中均含有的药物是
   A. 人参
   B. 干姜
   C. 大枣
   D. 白术
   E. 吴茱萸

49. 下列方剂中可用治阳虚失血证的方剂是
   A. 吴茱萸汤
   B. 大建中汤
   C. 小建中汤
   D. 理中丸
   E. 四逆汤

50. 在配伍中体现"辛甘化阳"及"酸甘化阴"的是
   A. 理中丸
   B. 阳和汤
   C. 小建中汤
   D. 四逆汤
   E. 吴茱萸汤

51. 理中丸的组成是
   A. 人参、茯苓、白术、炙甘草
   B. 人参、茯苓、白术、大枣
   C. 人参、白术、干姜、炙甘草
   D. 人参、茯苓、白术、生姜
   E. 陈皮、人参、茯苓、甘草

52. 当归四逆汤主治证的表现不包括
   A. 手足厥冷
   B. 舌淡苔白
   C. 腹痛下利
   D. 肢体痹痛
   E. 脉象沉细

53. 不含有生姜、大枣的方剂是
    A. 吴茱萸汤
    B. 炙甘草汤
    C. 黄芪桂枝五物汤
    D. 桂枝汤
    E. 大建中汤

54. 下列方剂中重用生姜的是
    A. 小建中汤
    B. 吴茱萸汤
    C. 实脾散
    D. 健脾丸
    E. 温经汤

55. 当归补血汤中黄芪配当归的作用为
    A. 益气生血
    B. 益气摄血
    C. 益气通便
    D. 益气活血
    E. 益气补血

56. 归脾汤组成中含有的药物是
    A. 香附、酸枣仁
    B. 木香、炙甘草
    C. 香附、炒黄芪
    D. 茯神、酸枣仁
    E. 玄参、龙眼肉

57. 当归补血汤主治证的脉象是
    A. 脉虚数
    B. 脉细弱
    C. 脉浮虚
    D. 脉虚大无力
    E. 脉洪大而虚

58. 牡蛎散与玉屏风散两方组成中共有的药物为
    A. 牡蛎
    B. 黄芪
    C. 白术
    D. 麻黄根
    E. 防风

59. 真人养脏汤与参苓白术散两方组成中共有的药物为
    A. 怀山药、茯苓
    B. 木香、炙甘草
    C. 当归、白芍
    D. 人参、白术
    E. 砂仁、薏苡仁

60. 固冲汤组成中含有的药物是
    A. 生黄芪、煅牡蛎
    B. 炙黄芪、海螵蛸
    C. 五味子、山茱肉
    D. 生龙骨、炒白术
    E. 炒白芍、棕榈炭

61. 朱砂安神丸的功用是
    A. 养心安神,滋阴补肾
    B. 补肾宁心,益智安神
    C. 益阴明目,重镇安神
    D. 镇心安神,清热养血
    E. 清热开窍,镇痉安神

62. 酸枣仁汤的功用是
    A. 养心安神,滋阴补肾
    B. 补肾宁心,益智安神
    C. 养血安神,清热除烦
    D. 养心安神,和中缓急
    E. 滋阴清热,养血安神

63. 天王补心丹中配伍茯苓的意义是
    A. 利水
    B. 宁心
    C. 健脾
    D. 渗湿
    E. 消痰

64. 天王补心丹中配伍丹参的意义是
   A. 活血祛瘀
   B. 补血活血
   C. 活血止血
   D. 清心活血
   E. 凉血安神

65. 可用治热闭神昏证的方剂不包括
   A. 安宫牛黄丸
   B. 苏合香丸
   C. 紫雪散
   D. 行军散
   E. 至宝丹

66. 既开窍醒神,又清热止痛的药物是
   A. 冰片
   B. 樟脑
   C. 牛黄
   D. 麝香
   E. 苏合香

67. 紫雪散的主治病证是
   A. 热闭内陷心包证
   B. 痰热内闭心包证
   C. 热盛动风证
   D. 暑令时疫
   E. 暑痧

68. 下列不属于至宝丹主治病证临床表现的是
   A. 谵语
   B. 身热
   C. 烦躁
   D. 痉厥
   E. 舌绛

69. 小青龙汤与定喘汤两方组成中均含有的药物是
   A. 苏子、甘草
   B. 黄芩、桂枝
   C. 细辛、杏仁
   D. 麻黄、芍药
   E. 半夏、甘草

70. 下列具有疏肝解郁、行气止痛功效的方为
   A. 越鞠丸
   B. 逍遥散
   C. 四逆散
   D. 柴胡疏肝散
   E. 当归四逆汤

71. 生地黄、熟地黄同用的方剂是
   A. 大定风珠
   B. 地黄饮子
   C. 百合固金汤
   D. 六味地黄丸
   E. 清燥救肺汤

72. 贝母瓜蒌散中配伍橘红的主要用意是
   A. 理气化痰
   B. 疏肝解郁
   C. 和胃降逆
   D. 行气消痞
   E. 理气散结

73. 二陈汤的主治病证是
   A. 湿痰证
   B. 热痰证
   C. 燥痰证
   D. 风痰证
   E. 寒痰证

74. "但消不补"的方剂为
   A. 健脾丸
   B. 保和丸
   C. 枳实消痞丸
   D. 四君子汤
   E. 半夏泻心汤

二、B型题（标准配伍题）

答题说明

以下提供若干组考题，每组考题共用在考题前列出的A、B、C、D、E五个备选答案。请从中选择一个与问题关系最密切的答案。某个备选答案可能被选择一次、多次或不被选择。

（75~76题共用备选答案）
A. 石膏与知母配伍
B. 黄芪与茯苓配伍
C. 半夏与生姜配伍
D. 人参与莱菔子配伍
E. 甘草与海藻配伍

75. 属于相恶的是
76. 属于相须的是

（77~78题共用备选答案）
A. 先煎
B. 后下
C. 包煎
D. 另煎
E. 烊化

77. 钩藤入汤剂的煎服方法是
78. 西洋参入汤剂的煎服方法是

（79~80题共用备选答案）
A. 葛根
B. 桑叶
C. 蝉蜕
D. 柴胡
E. 菊花、枸杞子

79. 疏散风热，清肺润燥，平肝明目，凉血止血的是
80. 子宫脱垂、月经不调、痛经者宜用

（81~82题共用备选答案）
A. 黄芩
B. 黄柏
C. 黄连
D. 苦参
E. 龙胆

81. 既能清热燥湿，又能安胎的药物是
82. 既能清热燥湿，又能利尿的药物是

（83~84题共用备选答案）
A. 寒积便秘
B. 热积便秘
C. 阳虚便秘
D. 肠燥便秘
E. 虫积便秘

83. 郁李仁的主治病证是
84. 火麻仁的主治病证是

（85~86题共用备选答案）
A. 独活
B. 桑寄生
C. 秦艽
D. 防己
E. 威灵仙

85. 功能祛风湿、强筋骨的药物是
86. 功能祛风湿、解表的药物是

（87~88题共用备选答案）
A. 化湿，解暑
B. 燥湿，解表
C. 行气，解表
D. 燥湿，止呕
E. 化湿，行气，温中

87. 藿香、佩兰的共同功效是
88. 砂仁、豆蔻的共同功效是

（89~90题共用备选答案）
A. 关木通
B. 石韦
C. 金钱草

D. 海金沙
E. 萆薢

89. 善治白浊膏淋的首选药物是
90. 善治血淋的首选药物是

(91～92题共用备选答案)
A. 发汗解表,宣肺平喘
B. 发汗解肌,调和营卫
C. 发汗祛湿,兼清里热
D. 疏散风寒,理气和中
E. 解表散寒,温肺化饮

91. 九味羌活汤的功用是
92. 小青龙汤的功用是

(93～94题共用备选答案)
A. 西洋参、黄连
B. 人参、黄连
C. 玄参、黄连
D. 丹参、黄连
E. 苦参、黄连

93. 属于清暑益气汤的药物是
94. 属于半夏泻心汤的药物是

(95～96题共用备选答案)
A. 四逆汤
B. 当归四逆汤
C. 右归丸
D. 四逆散
E. 大建中汤

95. 患者四肢厥逆,恶寒蜷卧,呕吐不渴,腹痛下利,神衰欲寐,舌苔白滑,脉微细。治疗应首选
96. 患者心胸中大寒痛,呕不能食,腹中寒,上冲皮起,见有头足,上下痛而不可触近,舌苔白滑,脉细紧。治疗应首选

(97～98题共用备选答案)
A. 定喘汤
B. 旋覆代赭汤
C. 苏子降气汤
D. 小青龙汤
E. 半夏厚朴汤

97. 主治梅核气的方剂为
98. 主治上实下虚咳喘证的方剂为

(99～100题共用备选答案)
A. 黄连、黄芩、干姜
B. 黄芩、黄柏、附子
C. 人参、半夏、生姜
D. 蜀椒、细辛、肉桂
E. 干姜、黄连、当归

99. 乌梅丸中包含的药物有
100. 半夏泻心汤中包含的药物有

一、A 型题（单句型最佳选择题）

答题说明
以下每一道考题下面有 A、B、C、D、E 五个备选答案，请从中选择一个最佳答案。

1. 夏季易患暑病,冬季易患寒病,这反映的是
   A. 辨证论治
   B. 同病异治
   C. 人体是一个有机整体
   D. 人与自然环境的统一性
   E. 人与社会环境的统一性

2. 根据阴阳学说,阴偏胜导致的证候是
   A. 实热证
   B. 实寒证
   C. 虚热证
   D. 虚寒证
   E. 阳亢证

3. 不论是"同病异治"还是"异病同治",其治疗原则依据的是
   A. 体征的变化
   B. 病机的变化
   C. 症状的变化
   D. 病的变化
   E. 状态的变化

4. "壮水之主,以制阳光"的主要含义是
   A. 以阳中求阴而调整阴阳
   B. 以泻阳扶阴而调整阴阳
   C. 以阴中求阳而调整阴阳
   D. 以滋阴制阳而调整阴阳
   E. 以补阳制阴而调整阴阳

5. "无阳则阴无以生,无阴则阳无以化"指的是
   A. 阴阳对立制约
   B. 阴阳消长平衡
   C. 阴阳互根互用
   D. 阴阳交感互藏
   E. 阴阳相互转化

6. 肝的阴阳属性是
   A. 阳中之阳
   B. 阳中之阴
   C. 阴中之阴
   D. 阴中之阳
   E. 阴中之至阴

7. "动极者镇之以静,阴亢者胜之以阳",说明阴阳之间的关系是
   A. 阴阳互根
   B. 阴阳转化
   C. 阴阳平衡
   D. 阴阳对立
   E. 阴阳制约

8. "壮水之主,以制阳光"的适用证是
   A. 实寒证
   B. 虚寒证
   C. 实热证
   D. 虚热证
   E. 阴阳两虚证

9. 五行相侮的基本概念是
   A. 某行之气亢盛传及母脏
   B. 某行之气亢盛传及子脏
   C. 某行之气虚衰传及所胜
   D. 某行之气亢盛侵及所不胜
   E. 某行之气虚衰传及子脏

10. 下列属相侮传变的是
    A. 心病及肝
    B. 心病及肺
    C. 心病及脾
    D. 心病及肾
    E. 肾病及心

11. 心肝血虚证应采用的治则是
    A. 补母
    B. 泻子
    C. 抑强
    D. 扶弱
    E. 正治

12. 下列不属于五行之水的是
    A. 五色之黑
    B. 六腑之膀胱
    C. 五脏之肾
    D. 五体之筋
    E. 五味之咸

13. 五行相克的关系中,怒所胜的情志是
    A. 喜
    B. 思
    C. 悲
    D. 恐
    E. 惊

14. 中医理论认为人体是有机的整体,其中心是
    A. 脑、髓
    B. 五脏
    C. 心、肺
    D. 脾、肾
    E. 六腑

15. 导致"心无所倚,神无所归,虑无所定"的情志因素为
    A. 喜
    B. 思
    C. 怒
    D. 惊
    E. 悲

16. 患者腹痛窘迫,时时欲便,肛门重坠,便出不爽,称为
    A. 便秘
    B. 泄泻
    C. 里急后重
    D. 肛门气坠
    E. 大便失禁

17. 心与肺的关系主要体现了
    A. 神与魄的关系
    B. 心阳与肺阴的关系
    C. 心气与宗气的关系
    D. 气与血相互依存、相互为用的关系
    E. 火克金的关系

18. 下列"诸海"中不正确的是
    A. 脑为"髓海"
    B. 肺为"气海"
    C. 冲脉为"血海"
    D. 冲脉为"十二经脉之海"
    E. 胃为"水谷之海"

19. 下列属于先天与后天关系的是
    A. 心与肾
    B. 肺与肾
    C. 肝与脾
    D. 脾与肾
    E. 肝与肾

20. 下列决定天癸产生的是
    A. 体内元气的充沛
    B. 肾中阴阳的平衡
    C. 先天禀赋的充盛
    D. 肾中精气的充盈
    E. 水谷精微的充养

21. 对于津液输布的代谢的影响,最重要的是
    A. 膀胱
    B. 小肠
    C. 大肠
    D. 胃
    E. 三焦

22.《灵枢·本脏》所谓"分肉解利,皮肤润柔,腠理致密",主要取决于
A. 营卫和调
B. 卫气和利
C. 营气和利
D. 元气充盛
E. 宗气充盛

23."亡血家不可发汗"的依据是
A. 精血同源
B. 气血同源
C. 津气同源
D. 肝肾同源
E. 津血同源

24. 行于脉内的气是
A. 卫气
B. 营气
C. 宗气
D. 元气
E. 心气

25. 血液流行不畅,最主要的原因是
A. 脾不健运
B. 心阳不振
C. 肺气不宣
D. 脾不统血
E. 三焦气化失司

26. 元气所根的脏是
A. 肺
B. 心
C. 脾
D. 肾
E. 肝

27. 活动力极强,流动很迅速的气是
A. 卫气
B. 营气
C. 元气

D. 宗气
E. 清气

28."阳脉之海"指的是
A. 阳跷脉
B. 督脉
C. 阳维脉
D. 任脉
E. 冲脉

29. 下列走行于下肢外侧中线的经脉是
A. 足太阴脾经
B. 足厥阴肝经
C. 足阳明胃经
D. 足少阳胆经
E. 足太阳膀胱经

30. 下列循行于体前正中线的经脉是
A. 督脉
B. 任脉
C. 冲脉
D. 阴跷脉
E. 阴维脉

31. 下列与脏腑有直接络属关系的是
A. 十二经别
B. 别络
C. 奇经八脉
D. 十二正经
E. 十二经筋

32. 瘀血疼痛的特点是
A. 刺痛
B. 灼痛
C. 闷痛
D. 隐痛
E. 胀痛

33. 下列与人体正气强弱密切相关的因素是
A. 体质

B. 精神状态
C. 营养和锻炼
D. 生活环境
E. 以上都有

34. 阴盛则寒属于
   A. 虚寒证
   B. 内寒证
   C. 实寒证
   D. 外寒证
   E. 假寒证

35. 主要药事管理职能是为保证购进的合法性和购进药品的质量,保证药品在贮藏过程中质量的稳定,保证售出或使用药品的质量和药学服务的质量,从而保证公众用药安全、有效、经济、合理,依法管理药品的购进、贮藏、零售或使用和药学服务等药事活动的组织是
   A. 药品零售组织
   B. 药品使用组织
   C. 药品批发组织
   D. 药品生产组织
   E. 药品销售代理组织

36. 关于制定药品标准的原则,论述错误的是
   A. 尽可能采用国外先进的药典标准
   B. 有针对性地规定检测项目
   C. 检验方法要考虑到实际条件和反映新技术的应用与发展
   D. 标准中各种限度的规定应密切结合实际
   E. 充分体现"安全有效、慎重从严、结合国情、中西并重"的原则

37. 《中国药典》原则上多少年修订一次
   A. 1年
   B. 2年
   C. 3年
   D. 4年
   E. 5年

38. 下列属于药品一般特性的是
   A. 经济性和竞争性
   B. 需要迫切性
   C. 消费者低选择性
   D. 社会公共性
   E. 专业技术性

39. 《国家基本药物目录》一般几年公布一次
   A. 1
   B. 2
   C. 3
   D. 4
   E. 5

40. 开办药品生产企业,需经批准的部门是
   A. 县级药品监督管理部门
   B. 区级药品监督管理部门
   C. 省级药品监督管理部门
   D. 国家药品监督管理部门
   E. 国家工商行政管理部门

41. 中药材生产质量管理规范的简称是
   A. GMP
   B. GAP
   C. GCP
   D. GLP
   E. GPP

42. 国家对部分重点中药材的购销实行管理,下列属于第一类的有
   A. 三七
   B. 人参
   C. 牛黄
   D. 甘草
   E. 黄连

43. 国家对部分重点中药材的购销实行管理,下列属于第二类的有
   A. 麝香
   B. 杜仲

C. 牛黄
D. 甘草
E. 厚朴

44. 麻醉药品和第一类精神药品处方至少保存
    A. 1 年
    B. 2 年
    C. 3 年
    D. 4 年
    E. 5 年

45. 因治疗疾病需要，个人凭医疗机构出具的医疗诊断书、本人身份证明，可以携带的麻醉药品和第一类精神药品的量为
    A. 单张处方最大用量以内
    B. 3 天常用量
    C. 5 天常用量
    D. 7 天常用量
    E. 10 天常用量

46. 毒性药品的包装容器上必须印有
    A. 专门标志
    B. "毒"字
    C. 特殊图案
    D. 彩色标志
    E. 毒药标志

47. 药品零售企业供应和调配毒性药品应
    A. 凭盖有医师所在医疗单位公章的正式处方，不超过 3 日极量
    B. 凭工作证销售给个人，不超过 2 日极量
    C. 凭医师处方，不超过 3 日极量
    D. 凭医师处方，可供应 4 日极量
    E. 凭盖有医师所在医疗单位公章的正式处方，不超过 2 日极量

48. 不需要许可证的是
    A. 处方药的生产销售、批发销售
    B. 非处方药的生产销售、批发销售
    C. 处方药的零售

D. 甲类非处方药的零售
E. 乙类非处方药的零售

49. 生产企业必须有获得国家药品监督管理部门或者省级人民政府药品监督管理部门颁发的
    A. 药品生产许可证
    B. 药品经营许可证
    C. GMP 认证证书
    D. 新药证书
    E. 批准文号

50. 《医疗机构从业人员行为规范》是什么时间公布执行的
    A. 2010 年 1 月 7 日
    B. 2012 年 1 月 7 日
    C. 2012 年 6 月 26 日
    D. 2012 年 8 月 27 日
    E. 2012 年 10 月 20 日

51. 医疗机构对收集到的一般不良反应报告，应
    A. 每月报告 2 次
    B. 每两个月报告 1 次
    C. 每季度报告 1 次
    D. 每半年报告 1 次
    E. 每年报告 1 次

52. 药品质量监督检验根据其目的和处理方法不同，可以分为不同的检验类型，其中不包括
    A. 回顾性检验
    B. 抽查性检验
    C. 评价性检验
    D. 仲裁性检验
    E. 国家检定

53. 药品注册过程中，药品监督管理部门应当对非临床研究、临床试验进行
    A. 飞行检查

B. 现场核查、有因核查,以及批准上市前的生产现场检查
C. 现场检查和药品抽查
D. GMP 检查
E. GLP 检查

54. 药品批发和零售连锁企业应根据所经营药品的贮存要求,保持库房相对湿度在
    A. 50%~60%
    B. 30%~50%
    C. 40%~80%
    D. 45%~75%
    E. 35%~65%

55. 下列关于同一药品生产企业生产的同一药品,包装和标签不正确的是
    A. 药品规格和包装规格均相同的,其标签的内容、格式及颜色必须一致
    B. 药品规格相同,但包装规格不同的,其标签应当明显区别或者规格项明显标注
    C. 药品规格不同,但包装规格相同的,其标签应当明显区别或者规格项明显标注
    D. 分别按处方药与非处方药管理的,两者的标签格式应当明显区别
    E. 分别按处方药与非处方药管理的,两者的包装颜色应当明显区别

56. 实行特殊管理的药品不包括
    A. 静脉输液
    B. 麻醉药品
    C. 精神药品
    D. 医疗用毒性药品
    E. 放射性药品

57. 肾虚指的是
    A. 疾病
    B. 证候
    C. 症状
    D. 体征
    E. 状态

58. 导致阳损及阴的理论根据是
    A. 阴阳互根
    B. 阴阳对立
    C. 阴阳消长
    D. 阴阳转化
    E. 阴阳制约

59. "阴在内,阳之守也;阳在外,阴之使也",说明的理论是
    A. 阴阳的相互对立
    B. 阴阳的相互消长
    C. 阴阳的相互转化
    D. 阴阳的互根互用
    E. 阴阳的相互制约

60. 五行中,具有"从革"特性的是
    A. 木
    B. 火
    C. 土
    D. 金
    E. 水

61. 按五行相生规律,肺之"母脏"是
    A. 肝
    B. 心
    C. 脾
    D. 肾
    E. 三焦

62. 泌别清浊,属于
    A. 胃的生理功能
    B. 大肠的生理功能
    C. 小肠的生理功能
    D. 膀胱的生理功能
    E. 肾的生理功能

63. 下列主饮食物升清降浊的脏腑是
    A. 脾与肝
    B. 肝与肺
    C. 胆与肝

D. 胃与脾

E. 肝与脾

64. 元气运行的通道是
    A. 经脉
    B. 脏腑
    C. 腠理
    D. 三焦
    E. 血脉

65. 人体最基本、最重要的气是
    A. 卫气
    B. 宗气
    C. 精气
    D. 营气
    E. 元气

66. 下列把五脏、六腑、形体、官窍等全身组织器官联系成有机整体的是
    A. 精
    B. 经络
    C. 血
    D. 气
    E. 津液

67. 调控与主宰人体内物质新陈代谢的是
    A. 血
    B. 肾
    C. 气
    D. 神
    E. 心

68. 足三阴经的共同走向是
    A. 手→外→头
    B. 头→外→足
    C. 胸→内→手
    D. 足→外→腹
    E. 足→内→腹

69. 七情致病首先影响的是
    A. 脏腑
    B. 气机
    C. 血液
    D. 经脉
    E. 气血

70. "正气存内,邪不可干",指的是
    A. 邪气是发病的重要条件
    B. 邪气伤人,正气必然受损
    C. 正气充足,与邪相争,驱邪外出
    D. 正气旺盛,邪气难以入侵
    E. 正气虚弱,邪气不足

71. 阳损及阴的病机指的是
    A. 阳气虚损,气化不利,水湿积聚
    B. 阳虚不能制阴,阴寒内盛
    C. 外感温热阳邪,伤及阴液
    D. 阳气虚损,阴液化生不足
    E. 阳热遏伏,拒阴于外

72. 阳偏衰的病机指的是
    A. 阳气虚损,热量不足,功能减退
    B. 阴损及阳,机体阳气虚损
    C. 阴邪侵袭,伤及阳气,阴盛则阳病
    D. 阴寒直中脏腑,导致阳气受损
    E. 脏腑阴阳失去平衡

73. 与舌无密切关系的脏腑是
    A. 心
    B. 脾
    C. 胃
    D. 肾
    E. 膀胱

74. 下列对甲类非处方药的说法,错误的是
    A. 患者可以在执业药师的指导下自行购买和使用
    B. 必须具有"药品生产许可证"才可以生产
    C. 可不凭医师处方销售、购买和使用

D. 必须具有"药品经营许可证"才可以批发
E. 不可以进行广告宣传

75. 药品经营企业药品的入库、出库必须执行
   A. 核对制度
   B. 检查制度
   C. 双人验收制度
   D. 核准制度
   E. 保管制度

76. 下列可以申请一级中药品种保护的是
   A. 已经解除生产批号的品种
   B. 对特定疾病有显著疗效的品种
   C. 从天然药物中提取的有效物质
   D. 从天然药物中提取的有效物质制备的特殊制剂
   E. 相当于国家一级保护野生药材物种的人工制成品

77. 属于我国生产的第一类精神药品品种的是
   A. 戊巴比妥
   B. 苯巴比妥
   C. 异戊巴比妥
   D. 司可巴比妥
   E. 巴比妥

78. 医疗机构对购进的医疗用毒性药品应当
   A. 专库或专柜存放,加锁保管,专账记录,做到账物相符
   B. 登记造册,专人管理,按规定储存,做到账物相符
   C. 专库或专柜存放,专人管理,专账记录,做到账物相符
   D. 专库或专柜存放,双人双锁保管,专账记录,做到账物相符
   E. 专库或专柜存放,专人保管记录,做到账物相符

79. 国家药物政策的目标不包括
   A. 基本药物的可获得性
   B. 降低药品价格
   C. 合理用药
   D. 保证向公众提供安全、有效的药品
   E. 保证向公众提供质量合格的药品

80. 处方药
   A. 必须凭执业医师处方才可购买
   B. 不需要凭执业医师处方就可购买
   C. 可由消费者自行判断购买
   D. 包装必须印有国家指定的专有标识
   E. 根据安全性分为甲、乙两类

二、B型题（标准配伍题）

答题说明

以下提供若干组考题,每组考题共用在考题前列出的 A、B、C、D、E 五个备选答案。请从中选择一个与问题关系最密切的答案。某个备选答案可能被选择一次、多次或不被选择。

(81~82题共用备选答案)
   A. 阴阳对立
   B. 阴阳互根
   C. 阴阳消长
   D. 阴阳转化
   E. 阴阳平衡

81. "孤阴不生,独阳不长"的理论根据是
82. "寒极生热,热极生寒"的理论根据是

(83~84题共用备选答案)
   A. 脾与胃
   B. 肝与肺
   C. 心与肝
   D. 肺与心
   E. 肾与膀胱

83. 维持水液代谢正常的主要脏腑是
84. 维持情志活动正常的主要脏腑是

(85~86题共用备选答案)
A. 主气
B. 主血脉
C. 统血
D. 纳气
E. 藏血

85. 脾的功能是
86. 肝的功能是

(87~88题共用备选答案)
A. 仿制药申请
B. 新药申请
C. 进口药品申请
D. 再注册申请
E. 补充申请

根据《药品注册管理办法》
87. 对已批准上市的药品改变原注册事项的申请是
88. 申请注册已有国家标准的生物制品,其申请程序按

(89~90题共用备选答案)
A. 1年
B. 2年
C. 3年
D. 至超过药品有效期1年,但不得少于2年
E. 至超过药品有效期1年,但不得少于3年

89. 药品批发企业的药品购进记录应保存
90. 药品零售企业的药品购进记录应保存

(91~92题共用备选答案)
A. 医疗机构配制的制剂
B. 处方药
C. 甲类非处方药
D. 保健食品
E. 麻醉药品

91. 凭专用处方只能在本医疗机构使用的是
92. 凭医师处方只能在本医疗机构使用的是

(93~94题共用备选答案)
A. 开泄
B. 火热
C. 炎上
D. 黏滞
E. 凝滞

93. "暑为阳邪"的特性是
94. "火为阳邪"的特性是

(95~96题共用备选答案)
A. 气上
B. 气缓
C. 气下
D. 气乱
E. 气结

95. 七情致病,恐则
96. 七情致病,思则

(97~98题共用备选答案)
A. 普通处方
B. 急诊处方
C. 儿科处方
D. 麻醉药品
E. 住院处方

97. 淡绿色的处方为
98. 淡黄色的处方为

(99~100题共用备选答案)
A. 5年
B. 2年
C. 3年
D. 1年
E. 4年

99. 麻醉药品的处方备查年限为
100. 毒性药品、精神药品的处方备查年限为

一、A 型题（单句型最佳选择题）

答题说明

以下每一道考题下面有 A、B、C、D、E 五个备选答案,请从中选择一个最佳答案。

1. 需挖去毛的药材是
   A. 枇杷叶
   B. 石韦
   C. 金樱子
   D. 骨碎补
   E. 鹿茸

2. 鹿茸切制前的软化方法为
   A. 酒浸
   B. 醋浸
   C. 水泡润
   D. 米泔水泡
   E. 酒蒸

3. 通过加热降低挥发油的含量从而减少其副作用的药物是
   A. 麸炒苍术
   B. 姜炙竹茹
   C. 醋炙延胡索
   D. 酒炙大黄
   E. 盐炙泽泻

4. 杏仁的炮制作用为
   A. 促进酶解反应
   B. 使苦杏仁内服后迅速释放出足量的氢氰酸
   C. 杀酶,防止苷水解
   D. 使氢氰酸量减少,毒性降低
   E. 可使杏仁入汤剂时有更多的氢氰酸溶出

5. 下列不属于麦芽发芽工艺的是
   A. 取大麦浸至 6~7 成透
   B. 每日淋水 2~3 次
   C. 置适当容器内发芽
   D. 待芽长 0.5cm,取出,晒干
   E. 炒黄

6. 炒后利于有效成分保存的是
   A. 莱菔子
   B. 牵牛子
   C. 槐花
   D. 决明子
   E. 苍耳子

7. 下列药材要求炒爆花的是
   A. 麦芽
   B. 芥子
   C. 王不留行
   D. 薏苡仁
   E. 槟榔

8. 生品长于涌吐风痰,炒后长于消食除胀、降气化痰的药物是
   A. 麦芽
   B. 芥子
   C. 薏苡仁
   D. 莱菔子
   E. 槟榔

9. 不属于栀子炮制规格的是
   A. 栀子
   B. 炒栀子
   C. 焦栀子
   D. 栀子炭
   E. 麸炒栀子

10. 欲清热除烦时,脾胃较虚弱者可选用
    A. 栀子
    B. 炒栀子
    C. 焦栀子
    D. 栀子炭
    E. 麸炒栀子

11. 不用炒黄法炮制的是
 A. 牛蒡子
 B. 苍耳子
 C. 芥子
 D. 蒲黄
 E. 山楂

12. 麸炒时,麦麸一般用量为每100kg药材,用麦麸
 A. 5kg
 B. 10～15kg
 C. 20～25kg
 D. 30kg
 E. 40kg

13. 斑蝥米炒时,每100kg药材,用米
 A. 5kg
 B. 10kg
 C. 15kg
 D. 20kg
 E. 25kg

14. 适于滑石粉炒的药材是
 A. 水蛭
 B. 阿胶
 C. 斑蝥
 D. 骨碎补
 E. 龟甲

15. 滑石粉炒制时,每100kg药材,用滑石粉
 A. 5～10kg
 B. 10～15kg
 C. 10～20kg
 D. 30～40kg
 E. 40～50kg

16. 宜于土炒的药材是
 A. 黄连
 B. 马钱子
 C. 枳壳
 D. 白术
 E. 苍术

17. 下列哪类药材多用炒黄法炮制
 A. 根类
 B. 茎类
 C. 种子类
 D. 花类
 E. 叶类

18. 下列各组药物符合同一炮制方法的是
 A. 斑蝥、僵蚕为米炒
 B. 枳壳、苍术为麸炒
 C. 山药、党参为土炒
 D. 阿胶、鹿角为蛤粉炒
 E. 水蛭、骨碎补为砂炒

19. 苍术炮制后,燥性降低的原因是
 A. 挥发油含量降低
 B. 黄酮含量降低
 C. 皂苷含量降低
 D. 生物碱含量降低
 E. 脂肪油含量降低

20. 斑蝥素的升华点为
 A. 84℃
 B. 100℃
 C. 110℃
 D. 128℃
 E. 138℃

21. 炮制后既可降低毒性又可矫正气味的药物是
 A. 僵蚕
 B. 鳖甲
 C. 九香虫
 D. 百部
 E. 斑蝥

22. 苍术麸炒的操作方法不包括下列哪一项

A. 热锅投入麦麸
B. 中火
C. 待麦麸炒至灵活状态时投药
D. 待麦麸冒烟时投药
E. 炒至深黄色时取出,筛去麦麸

23. 麸炒的药材不包括
A. 苍术
B. 枳壳
C. 僵蚕
D. 山药
E. 麦芽

24. 宜用土炒法炮制的是
A. 山药
B. 苍术
C. 枳壳
D. 枳实
E. 党参

25. 砂炒的药材不包括
A. 鳖甲
B. 穿山甲
C. 马钱子
D. 鸡内金
E. 阿胶

26. 长于活血化瘀的是
A. 焦山楂
B. 山楂
C. 白术
D. 山楂炭
E. 山药

27. 宜用中火炒炭的药物是
A. 蒲黄
B. 山楂
C. 地榆
D. 干姜
E. 栀子

28. 下列可采用先炒药后加酒的方法炮制的药材为
A. 桑枝
B. 乌梢蛇
C. 蕲蛇
D. 五灵脂
E. 乳香

29. 要求去粗皮并盐炙的是
A. 杜仲、肉桂
B. 黄柏、厚朴
C. 杜仲、黄柏
D. 黄柏、知母
E. 知母、巴戟天

30. 柏子仁去油制霜的炮制目的是
A. 降低毒性
B. 增强药效
C. 消除副作用
D. 改变作用部位
E. 改变作用趋向

31. "生升熟降"是指炮制对药物哪方面的影响
A. 作用趋向
B. 作用部位
C. 四气
D. 五味
E. 毒性

32. 适用于表证已解而喘咳未愈体虚患者的药物是
A. 生麻黄
B. 炙麻黄
C. 麻黄绒
D. 炙麻黄绒
E. 麻黄根

33. 止血、止泻宜选用
A. 山楂
B. 炒山楂

C. 焦山楂
D. 山楂炭
E. 麸炒山楂

34. 下列药物中,在盐炙时采用先炒后拌盐水方法的是
A. 补骨脂
B. 续断
C. 车前子
D. 益智仁
E. 杜仲

35. 制备芒硝时,每100kg药材用萝卜
A. 5kg
B. 15kg
C. 10kg
D. 20kg
E. 25kg

36. 栀子的炮制规格不包括
A. 栀子
B. 炒栀子
C. 栀子炭
D. 焦栀子
E. 麸炒栀子

37. 砂炒醋淬鳖甲,每100kg药材用醋
A. 5kg
B. 10kg
C. 15kg
D. 20kg
E. 25kg

38. 酒炙时,一般每100kg药材用黄酒
A. 5～10kg
B. 10～20kg
C. 20～30kg
D. 30～35kg
E. 35～40kg

39. 炮制熟大黄时,每100kg药材用黄酒
A. 5kg
B. 10kg
C. 15kg
D. 20kg
E. 30kg

40. 当归炭的作用是
A. 收敛止血
B. 凉血止血
C. 活血止血
D. 止血补血
E. 止血温经

41. 淫羊藿的炮制方法为
A. 酒炙
B. 蜜炙
C. 羊脂油炙
D. 麻油炙
E. 姜炙

42. 一般需要进行酸败度检查的药材是
A. 含油脂的种子类药材
B. 含淀粉的种子类药材
C. 含黏液的种子类药材
D. 含鞣质的种子类药材
E. 含多糖的真菌类药材

43. 下列哪一项不属于中药材产地加工的目的
A. 利于药材商品规格标准化
B. 利于运输
C. 便于保存药材的有效成分,保证药材质量
D. 利于提高药材的产量
E. 利于贮藏与保管

44. 绵马贯众和绵马贯众炭外观的不同之处在于
A. 形状
B. 表面颜色和内部颜色

C. 外表
D. 气味
E. 切面

45. 烘干法测定水分适用的药材是
   A. 含挥发性成分的贵重药材
   B. 含挥发性成分的药材
   C. 不含或少含挥发性成分的药材
   D. 果实类药材
   E. 各种药材

46. 南沙参来源于
   A. 五加科
   B. 石竹科
   C. 玄参科
   D. 伞形科
   E. 桔梗科

47. 莪术的药用部位为
   A. 根
   B. 根茎
   C. 块茎
   D. 块根
   E. 根及根茎

48. 单子叶植物根类中药维管束的主要类型是
   A. 有限外韧型
   B. 周木型
   C. 辐射型
   D. 周韧型
   E. 无限外韧型

49. 髓部有异常维管束的中药是
   A. 何首乌
   B. 商陆
   C. 牛膝
   D. 大黄
   E. 川牛膝

50. 含乳汁管的中药有

A. 人参
B. 川芎
C. 白芷
D. 党参
E. 柴胡

51. 含油室的中药有
   A. 人参
   B. 木香
   C. 柴胡
   D. 党参
   E. 石菖蒲

52. 地黄的主要产地是
   A. 四川
   B. 山西
   C. 河南
   D. 江苏
   E. 山东

53. 木香的主要产地是
   A. 云南
   B. 浙江
   C. 山西
   D. 江西
   E. 广西

54. 中药鉴定中留样的保存期至少需
   A. 3个月
   B. 2年
   C. 1年
   D. 6个月
   E. 3年

55. 横断面皮部呈红棕色,有数处向内嵌入,木部黄白色,有细孔(导管),射线呈红棕色、放射状。有此特征的药材是
   A. 川木通
   B. 大血藤
   C. 钩藤

D. 沉香
E. 木香

56. 皮部有树脂状分泌物,红褐色或黑棕色,与木部相间排列成偏心性半圆形环。有此性状特征的药材是
   A. 大血藤
   B. 苏木
   C. 沉香
   D. 川木通
   E. 鸡血藤

57. 牡丹皮来源于
   A. 毛茛科
   B. 芸香科
   C. 樟科
   D. 木兰科
   E. 木犀科

58. 粉末中可见单细胞非腺毛和晶纤维的药材是
   A. 枇杷叶
   B. 番泻叶
   C. 大青叶
   D. 紫苏叶
   E. 罗布麻叶

59. 下列哪种药材粉末水浸液在紫外灯下有蓝色荧光
   A. 蓼大青叶
   B. 大青叶
   C. 番泻叶
   D. 紫苏叶
   E. 侧柏叶

60. 红花组织中分布哪种分泌组织
   A. 分泌腔
   B. 管道状分泌细胞
   C. 乳汁管
   D. 树脂道
   E. 油室

61. 蒲黄来源于
   A. 菊科
   B. 桃金娘科
   C. 茄科
   D. 香蒲科
   E. 鸢尾科

62. 洋金花主含
   A. 黄酮类
   B. 木脂素类
   C. 胡萝卜素类
   D. 蒽醌类
   E. 生物碱类

63. 西红花属
   A. 菊科
   B. 鸢尾科
   C. 香蒲科
   D. 忍冬科
   E. 豆科

64. 金银花的抗菌成分是
   A. 木犀草素
   B. 木犀草素-7-葡萄糖苷
   C. 肌醇
   D. 绿原酸、异绿原酸
   E. 挥发油

65. 豆蔻的气味是
   A. 无臭,味苦
   B. 气微,味微苦
   C. 气微香,味辛、微苦
   D. 气芳香,味辛凉,略似樟脑
   E. 香气浓烈,味辛辣、微苦

66. 吴茱萸粉末中可见
   A. 草酸钙方晶
   B. 草酸钙簇晶

C. 草酸钙砂晶
D. 草酸钙针晶
E. 草酸钙棱晶

67. 中果皮可见油管的是
A. 小茴香
B. 连翘
C. 山楂
D. 栀子
E. 枸杞子

68. 豆蔻来源于
A. 茄科
B. 豆科
C. 菊科
D. 禾本科
E. 姜科

69. 肉苁蓉的药用部位为
A. 全草
B. 根茎
C. 根
D. 肉质茎
E. 花序

70. 金钱草的主要产地为
A. 四川
B. 湖南
C. 北京
D. 江西
E. 河北

71. 药用部位为子实体的药材为
A. 海藻
B. 松萝
C. 茯苓
D. 冬虫夏草
E. 灵芝

72. 茯苓中具有抗肿瘤活性的成分是

A. β 茯苓聚糖
B. 茯苓次聚糖
C. 茯苓酸
D. 麦角甾醇
E. 卵磷脂(磷脂酰胆碱)

73. 下列哪项不是茯苓的性状特征
A. 呈类球形、椭圆形或不规则块状
B. 外皮棕褐色至黑褐色,粗糙,有明显皱纹
C. 体轻,能浮于水面
D. 断面内部白色,少数淡红色
E. 无臭,味淡,嚼之黏牙

74. 血竭来源于
A. 橄榄科
B. 棕榈科
C. 唇形科
D. 百合科
E. 伞形科

75. 没药粉末遇硝酸呈
A. 粉红色
B. 紫色
C. 红棕色
D. 黑色
E. 污绿色

76. 冰片的气味为
A. 气微,味淡
B. 气特异,味涩
C. 微有草腥气,味淡
D. 气清香,味辛、凉
E. 无臭,味涩、苦,略回甜

77. 五倍子的主要产地为
A. 广东、广西、福建
B. 青海、甘肃
C. 东北三省
D. 四川、贵州、云南
E. 河南、安徽

78. 海金沙的药用部位为
   A. 干燥成熟的种子
   B. 干燥成熟的孢子
   C. 干燥成熟的花粉
   D. 干燥成熟的种仁
   E. 干燥成熟的果实

79. 斑蝥的气味是
   A. 无臭,味微咸
   B. 气腥臭,味咸
   C. 气腥,味微咸
   D. 气特异而臭,刺激性强
   E. 气微腥,味初甜而后有持久的麻辣感,粉末嗅之作嚏

80. 牡蛎的药用部位为
   A. 干燥贝壳
   B. 干燥背甲
   C. 干燥卵鞘
   D. 干燥内壳
   E. 干燥分泌物

81. 下列中药中,其乙醇提取液有雄性激素样作用的是
   A. 海马
   B. 龟板
   C. 蟾酥
   D. 蛤蚧
   E. 虎骨

82. 一种海生动物体内病变的分泌产物被称为龙涎香,这种海生动物是
   A. 海蜇
   B. 海龙
   C. 海马
   D. 抹香鲸
   E. 海龟

83. 自然铜来源于
   A. 菱锌矿矿石
   B. 绿泥石片岩石
   C. 砷华矿石
   D. 磷酸钙矿石
   E. 黄铁矿矿石

84. 芒硝主含的化合物为
   A. 含水碳酸锌
   B. 含水硅酸镁
   C. 含水碳酸钙
   D. 含水硫酸钙
   E. 含水硫酸钠

二、B 型题（标准配伍题）

答题说明

以下提供若干组考题,每组考题共用在考题前列出的 A、B、C、D、E 五个备选答案。请从中选择一个与问题关系最密切的答案。某个备选答案可能被选择一次、多次或不被选择。

(85~86 题共用备选答案)
   A. 中火
   B. 文火
   C. 武火
   D. 先武火后文火
   E. 先文火后武火

85. 药物炒黄多用
86. 药物炒炭多用

(87~88 题共用备选答案)
   A. 易于除去非药用部位
   B. 缓和药性
   C. 降低毒性
   D. 消除副作用
   E. 矫臭矫味

87. 骨碎补砂炒可
88. 苍耳子炒黄可

(89~90题共用备选答案)
A. 乳汁管
B. 油室
C. 油管
D. 油细胞
E. 树脂道

89. 三七粉末中可见
90. 当归粉末中可见

(91~92题共用备选答案)
A. 星点
B. 云锦花纹
C. 黄白色小点排列成数轮同心环
D. 罗盘纹
E. 朱砂点

91. 商陆断面有
92. 苍术断面有

(93~94题共用备选答案)
A. 呈环状
B. 略呈方形
C. 呈类多角形
D. 呈波状
E. 呈不规则状

93. 杭白芷的形成层
94. 川乌的形成层

(95~96题共用备选答案)
A. 药材上部有显著的横皱纹,木质部有5~8个筋脉点环列
B. 药材表面无横皱纹,外皮膜质易脱落,木部实心柱状
C. 药材表面有纵向或扭曲的纵皱纹,断面略显油性
D. 药材下部多由数个小根互相交错纠聚呈麻花状
E. 药材残留茎基有纤维状叶鞘

95. 坚龙胆的性状特征是
96. 龙胆的性状特征是

(97~98题共用备选答案)
A. 蒸或沸水中烫至无白心,晒干
B. 直接晒干
C. 去皮,蒸或煮至透心,晒干
D. 立即清洗,除去粗皮,蒸透心,低温干燥
E. 去外皮及须根,熏硫后晒干

97. 山药的加工方法是
98. 天麻的加工方法是

(99~100题共用备选答案)
A. 多分枝,聚成簇,形如鸡爪
B. 多单枝,较细小,弯曲
C. 多单枝,较粗壮,"过桥"长
D. 长圆柱形,外皮易脱落,断面粉性
E. 多单枝,较细小,断面有云锦花纹

99. 云连的特征为
100. 味连的特征为

一、A型题（单句型最佳选择题）

答题说明
以下每一道考题下面有 A、B、C、D、E 五个备选答案，请从中选择一个最佳答案。

1. 根据《中国药典》、药品标准或其他规定,将原料药物加工制成具有一定规格、可直接用于临床的药品,称为
   A. 中成药
   B. 新药
   C. 制剂
   D. 药品
   E. 剂型

2. 下列药品中,先由参保人员自付一定比例再按基本医疗保险的规定支付所发生的药品费用的是
   A. "乙类目录"的药品
   B. "甲类目录"的药品
   C. 营养制剂
   D. 急救、抢救期间所需药品
   E. 中药饮片

3. 口服药品每克或每毫升不得检出的是
   A. 铜绿假单胞菌(绿脓杆菌)
   B. 大肠杆菌
   C. 破伤风杆菌
   D. 金黄色葡萄球菌
   E. 肺炎球菌

4. 不能采用水飞法粉碎的药物是
   A. 珍珠
   B. 炉甘石
   C. 滑石
   D. 朱砂
   E. 芒硝

5. 下列药物粉碎时不需串料的是
   A. 熟地黄
   B. 山萸肉
   C. 枸杞子
   D. 白芍
   E. 黄精

6. 一般配制眼用散剂的药物宜粉碎成
   A. 中粉
   B. 细粉
   C. 超细粉
   D. 极细粉
   E. 最细粉

7. 下列属于流化干燥技术的是
   A. 减压干燥
   B. 微波干燥
   C. 喷雾干燥
   D. 辐射干燥
   E. 鼓式干燥

8. 下列能用于分子的滤过方法是
   A. 微孔滤膜滤过
   B. 高速离心
   C. 板框过滤
   D. 超滤膜滤过
   E. 砂滤棒

9. 下列操作不属于水蒸气蒸馏提取法的是
   A. 水中蒸馏
   B. 水上蒸馏
   C. 挥发油提取
   D. 多效蒸馏
   E. 通水蒸气蒸馏

10. 一般需要将流出液进行重蒸馏或加盐重蒸馏的提取方法为
    A. 回流法
    B. 水蒸气蒸馏法
    C. 渗漉法

D. 煎煮法
E. 盐析法

11. 牡蛎、石决明等在制备汤剂时需要
    A. 先煎
    B. 烊化
    C. 包煎
    D. 后下
    E. 另煎

12. 含毒性药的酊剂,每 10mL 相当于原药材的量为
    A. 1g
    B. 2g
    C. 3g
    D. 4g
    E. 5g

13. 一些难溶于水的药物,由于第二种物质的加入使其在水中的溶解度增加的现象为
    A. 润湿
    B. 乳化
    C. 分散
    D. 助溶
    E. 助悬

14. 乳剂放置后,有时出现乳滴逐渐聚集在上层或下层的现象称为
    A. 破裂
    B. 转相
    C. 分层
    D. 絮凝
    E. 乳剂败坏

15. 处理注射剂所用的安瓿,一般应
    A. 切割、洗涤、干燥
    B. 切割、圆口、蒸馏水煮、干燥、灭菌
    C. 洗涤、切割、干燥
    D. 洗涤、切割、圆口、灭菌
    E. 切割、圆口、灭菌、干燥

16. 注射用青霉素粉针剂,临用前应加入
    A. 注射用水
    B. 去离子水
    C. 灭菌蒸馏水
    D. 灭菌注射用水
    E. 蒸馏水

17. 热压法制备橡胶膏剂的常用填充剂是
    A. 氧化锌
    B. 锌钡白
    C. 微粉硅胶
    D. 滑石粉
    E. 钛白粉

18. 油脂性基质以热熔法制备栓剂,常用的润滑剂是
    A. 肥皂、甘油、90%乙醇(1:1:5)
    B. 甘油
    C. 肥皂、水(5:1)
    D. 植物油
    E. 液体石蜡

19. 常作为阴道栓的基质,但不适用于与蛋白质有配伍禁忌的药物(如鞣酸)的是
    A. 甘油明胶
    B. 香果脂
    C. 半合成山苍子油酯
    D. 聚乙二醇
    E. 可可豆脂

20. 软胶囊可以采取的制备方法为
    A. 压制法
    B. 填充法
    C. 研合法
    D. 模压法
    E. 乳化法

21. 微囊剂与胶囊剂比较,特殊之处是
    A. 可使液体药物粉末化
    B. 增加药物稳定性

C. 提高药物的生物利用度
D. 掩盖药物的不良嗅味
E. 药物释放延缓

22. 滴丸制备的工艺流程为
   A. 熔融基质→滴制→冷凝→洗涤→干燥
   B. 熔融基质→加入药物→干燥→冷凝→洗涤→滴制
   C. 熔融基质→加入药物→滴制→冷凝→洗涤→干燥
   D. 熔融基质→加入药物→冷凝→滴制→洗涤→干燥
   E. 药物熔融→加入基质→滴制→冷凝→洗涤→干燥

23. 滴丸的制备是基于
   A. 甘油明胶
   B. 单硬脂酸甘油酯
   C. 固体分散法
   D. 结晶法
   E. 胶体研磨法

24. 下列不需要检查水分的是
   A. 蜡丸
   B. 水丸
   C. 蜜丸
   D. 浓缩蜜丸
   E. 糊丸

25. 以下有关颗粒剂的叙述,不正确的是
   A. 保持了汤剂作用迅速的特点
   B. 体积小
   C. 质量稳定
   D. 不易吸潮
   E. 服用、运输方便

26. 现行版《中国药典》是
   A. 1995年版
   B. 1997年版
   C. 2010年版
   D. 2015年版
   E. 2005年版

27. 《中国药典》中不收载下列哪类药品
   A. 中药材
   B. 中药单方制剂
   C. 放射性药品
   D. 兽用药品
   E. 生化药品

28. 下列需要加入抑菌剂的是
   A. 药物的灭菌粉末
   B. 固体药物
   C. 无菌操作法制备的滴眼液
   D. 静脉注射液
   E. 脊髓注射液

29. 灭菌能力强,公认为最可靠的灭菌方法是
   A. 干热灭菌法
   B. 热压灭菌法
   C. 低温间歇灭菌法
   D. 流通蒸气灭菌法
   E. 煮沸灭菌法

30. 一般不采用其气体或产生的蒸气达到灭菌目的的是
   A. 甲醛
   B. 丙二醇
   C. 乳酸
   D. 环氧乙烷
   E. 乙醇

31. 采用热压灭菌法,用什么蒸气灭菌效果最好
   A. 湿饱和蒸气
   B. 水蒸气
   C. 饱和蒸气
   D. 过热蒸气
   E. 沸水

32. 药物灭菌时,D值反映的是
    A. 灭菌的温度
    B. 灭菌的时间
    C. 灭菌的条件
    D. 灭菌的方法
    E. 灭菌的效果

33. 下列影响药液过滤的非主要因素是
    A. 滤材的毛细管大小
    B. 滤渣层两侧的压力差
    C. 药液的黏度
    D. 滤渣层厚度
    E. 滤过液体的量

34. 100目筛是指
    A. 每2.54cm长度上有100个孔
    B. 每市寸长度上有100个孔
    C. 每厘米长度上有100个孔
    D. 每平方厘米面积上有100个孔
    E. 每平方毫米面积上有100个孔

35. 一般不用单独粉碎的是
    A. 贵重细料药
    B. 树脂树胶类药
    C. 毒性药
    D. 氧化性或还原性强的药
    E. 含大量油脂的药

36. 利用高速流体粉碎的是
    A. 球磨机
    B. 柴田粉碎机
    C. 锤击式粉碎机
    D. 万能粉碎机
    E. 流能磨

37. 固体粉末的分离技术称为
    A. 筛析
    B. 离析
    C. 分等
    D. 分离
    E. 过筛

38. 中药散剂不具备的特点是
    A. 奏效较快
    B. 制备简单,适于医院制剂
    C. 刺激性小
    D. 对创面有机械性保护作用
    E. 适于口腔科、外科给药

39. 眼用药物散剂的药物粒度应通过
    A. 五号筛
    B. 六号筛
    C. 七号筛
    D. 八号筛
    E. 九号筛

40. 下列关于渗漉法的论述,错误的是
    A. 属于动态浸出
    B. 有效成分浸出完全
    C. 适用于新鲜和易膨胀的药材
    D. 适用于有效成分含量较低的药材
    E. 适用于贵重药材、毒性药材

41. 主要用于蛋白质分离纯化的方法是
    A. 盐析法
    B. 醇提水沉法
    C. 回流法
    D. 渗漉法
    E. 水提醇沉法

42. 下列关于冷冻干燥方法,论述错误的是
    A. 物料在高真空和低温条件下干燥
    B. 又称为升华干燥
    C. 又称为流化干燥
    D. 适用于热敏性物品
    E. 常用于注射用粉针剂的制备

43. 修治是为了
    A. 增强疗效
    B. 降低毒性

C. 洁净药物,除去非药用部位和杂质
D. 掩盖气味
E. 除去异味

44. 药物调剂、煎煮的特殊要求应注明在
   A. 药名之前
   B. 处方右上角
   C. 处方左上角
   D. 药品之后上方
   E. 不需要注明

45. 以下不属于中药配伍关系的是
   A. 相须
   B. 相使
   C. 相佐
   D. 相反
   E. 相杀

46. 以下药物配伍属于"相杀"的是
   A. 生姜与半夏
   B. 生姜与黄芩
   C. 麻黄与杏仁
   D. 人参与莱菔子
   E. 川乌与白蔹

47. 具相恶配伍关系的药对是
   A. 生半夏与生姜
   B. 朱砂与昆布
   C. 黄芩与生姜
   D. 黄芩与大黄
   E. 延胡索与马钱子

48. 发现严重、罕见或新的不良反应病例,必须用有效方法快速报告,最迟不超过
   A. 1 个工作日
   B. 3 个工作日
   C. 5 个工作日
   D. 7 个工作日
   E. 15 个工作日

49. 以下不属于乌头类药物中毒后解救和治疗方法的是
   A. 清除毒物,如洗胃、导泻等
   B. 用阿托品治疗心动过缓、传导阻滞
   C. 让患者保持安静,避免声音、光线刺激
   D. 利多卡因治疗异位心律失常
   E. 甘草、绿豆煎汤饮用

50. 砒霜的用量是
   A. 0.0009g
   B. 0.09g
   C. 0.009g
   D. 0.9g
   E. 0.03～0.075g

51. 中药处方中直接写药材的正名或炒制时,即付炒炭品的是
   A. 艾叶
   B. 紫菀
   C. 麦芽
   D. 水蛭
   E. 桑叶

52. 处方中书写桔梗,应付
   A. 南桔梗
   B. 北桔梗
   C. 苦桔梗
   D. 桔梗片
   E. 玉桔梗

53. 下列药物应放在斗架高层的是
   A. 月季花
   B. 磁石
   C. 甘草
   D. 薄荷
   E. 大黄炭

54. 大挺指的是
   A. 二杠茸的主干
   B. 四岔茸的主干

C. 三岔茸的主干
D. 三岔茸的侧枝
E. 二杠茸的侧枝

55. 合点是指
   A. 种皮上维管束的汇合处
   B. 羚羊角通体如玉,手握有舒适感
   C. 指药材加工时蒸煮时间过短,中心未透
   D. 沿同一白点逐渐向一边扩展形成的鳞片状
   E. 药材横切面上棕红色的麻点

56. 下列不属于人参再造丸处方中所列药物的是
   A. 人参
   B. 牛黄
   C. 麝香
   D. 丁香
   E. 天麻

57. 关于服药时的饮食禁忌,下列说法不正确的是
   A. 服解表、透疹药时,宜少食生冷及酸味食物
   B. 热性疾病,应禁用或少食酒类、辣味、鱼类、肉类等食物
   C. 酒类、辣味食物性热,鱼类、肉类食物厚腻,易生热生痰,食后助长病邪,使病情加重
   D. 服药时一般宜少食不易消化的食物
   E. 服温补药时,应少饮茶,多食萝卜

58. 要使中药的绝对含水量不会有较大的改变,空气相对湿度应不超过
   A. 70%
   B. 10%
   C. 50%
   D. 30%
   E. 60%

59. 要使在一定时间内大多数害虫会因缺氧而窒息死亡,则中药堆件中的氧浓度应降到
   A. 0
   B. 1%~2%
   C. 3%~4%
   D. 2%~3%
   E. 4%~5%

60. 下列关于番红花养护技术的说法中,错误的是
   A. 番红花原为进口药材,近年国内引种成功
   B. 本品容易泛油、变色,受潮易霉;数量少的多用铁盒或棕色玻璃瓶盛装;数量多的用铁筒盛装
   C. 拆装破封的番红花为保持色泽和防潮,可放入石灰缸内长久保存
   D. 番红花的安全水分为10%~13%,在相对湿度75%以下,不致生霉、生虫
   E. 如发现潮湿生虫,不能暴晒,也不能用硫黄熏蒸,宜用气调方法养护

61. 可驱除黄曲霉素的是
   A. 荜澄茄
   B. 大黄
   C. 丹参
   D. 钩藤
   E. 鸡内金

62. 不属于埋藏养护技术的是
   A. 石灰埋藏法
   B. 木炭埋藏法
   C. 砂子埋藏法
   D. 糠壳埋藏法
   E. 地下室贮藏法

63. 薄荷入汤剂时,宜
   A. 后下
   B. 先煎
   C. 包煎

D. 另煎

E. 冲服

64. 药材清除杂质的方法不包括
   A. 筛选法
   B. 漂选法
   C. 水选法
   D. 风选法
   E. 挑选法

65. 下列不是脚注术语的是
   A. 先煎
   B. 后下
   C. 另煎
   D. 服法
   E. 打碎

66. 下列属于药物类药引的是
   A. 蜂蜜
   B. 茶叶
   C. 大枣
   D. 醋
   E. 蛋黄

67. 以下药物中,妊娠慎用的是
   A. 马钱子
   B. 天山雪莲
   C. 川牛膝
   D. 华山参
   E. 麝香

68. 属于妊娠忌用药的是
   A. 桃仁
   B. 益母草
   C. 枳实
   D. 马钱子
   E. 番泻叶

69. 药物经济学的两大最基本要素是
   A. 成本和效果
   B. 成本和效益
   C. 成本和效用
   D. 药物价格和效益
   E. 药物价格和效用

70. 下列属于合理用药的是
   A. 合并用药过多
   B. 给药剂量过大或过小、疗程过长或过短
   C. 给药途径不适宜、给药方法不当
   D. 用药指征不明确、违反禁忌证
   E. 适当选用贵重药

71. 药品不良反应简称
   A. APDR
   B. APR
   C. ADR
   D. ADP
   E. 其他

72. 载有罂粟壳的处方应保留
   A. 1年
   B. 2年
   C. 3年
   D. 4年
   E. 5年

73. 洋金花的成人一日常用量是
   A. 0.1～0.3g
   B. 0.3～0.6g
   C. 0.3～0.9g
   D. 0.5～1.0g
   E. 0.1～0.5g

74. 质地较轻的药的常用量为
   A. 1.0～4.5g
   B. 1.5～3.0g
   C. 2.0～4.0g
   D. 3.0～5.0g
   E. 6.0～9.0g

75. 金银花、连翘等常用饮片一般放在斗架的
    A. 高层
    B. 低层
    C. 中上层
    D. 中层
    E. 最下层的大药斗

76. 生天南星不宜与哪味药同用
    A. 半夏
    B. 牛黄
    C. 牵牛子
    D. 大黄
    E. 苍术

二、B型题（标准配伍题）

答题说明

以下提供若干组考题，每组考题共用在考题前列出的A、B、C、D、E五个备选答案。请从中选择一个与问题关系最密切的答案。某个备选答案可能被选择一次、多次或不被选择。

(77~78题共用备选答案)
A. 干法制粒法
B. 挤出制粒法
C. 流化喷雾制粒法
D. 喷雾转动制粒法
E. 湿法混合制粒法

77. 又称为一步制粒法的是
78. 不采用任何润湿剂或液体黏合剂的制粒方法是

(79~80题共用备选答案)
A. 润滑剂
B. 润湿剂
C. 黏合剂
D. 稀释剂
E. 崩解剂

79. 淀粉常用作
80. 胶浆为

(81~82题共用备选答案)
A. 纯化水
B. 灭菌注射用水
C. 注射用水
D. 灭菌蒸馏水
E. 制药用水

81. 经蒸馏所得的无热原水，为配制注射剂用的溶剂是

82. 包括纯化水、注射用水与灭菌注射用水的是

(83~84题共用备选答案)
A. 以蜂蜜为黏合剂
B. 以黄酒、醋、稀药汁等为赋形剂
C. 以炼蜜和水一定比例为黏合剂
D. 以米糊或面糊为黏合剂
E. 以蜂蜡为黏合剂

83. 蜡丸的制备
84. 糊丸的制备

(85~86题共用备选答案)
A. 降香、薄荷、鱼腥草
B. 西洋参、羚羊角、水牛角
C. 车前子、蒲黄、海金沙
D. 黄酒、梨汁、蜂蜜
E. 三七、紫河车、琥珀

85. 需要后下的一组药物是
86. 需要另煎的一组药物是

(87~88题共用备选答案)
A. 金银花
B. 泽泻
C. 枳壳
D. 冰片
E. 血余炭

87. 与丙谷胺合用对治疗消化道溃疡有协同作用的药物是
88. 可以减少口服药物的胃肠吸收的药物是

(89~90题共用备选答案)
A. 斑蝥
B. 何首乌
C. 龙骨
D. 牛黄
E. 川芎
89. 属于有毒药材的是
90. 属于贵重药材的是

(91~92题共用备选答案)
A. 斗架的低层
B. 斗架的高层
C. 斗架的中上层
D. 斗架的最下层
E. 其他
91. 质地较轻且用量较少的饮片应放在
92. 质地松泡且用量大的饮片应放在

(93~94题共用备选答案)
A. 指掐法
B. 弯曲法
C. 摇听法
D. 敲击听法
E. 浸鼻嗅法
93. 用于检查团块状药材软化适宜程度的方法为

94. 用于检查长条状药材软化适宜程度的方法为

(95~96题共用备选答案)
A. 复方丹参滴丸
B. 三七伤药片
C. 四神丸
D. 中风回春丸
E. 血栓心脉宁胶囊
95. 可温肾暖脾、涩肠止泻的是
96. 可活血化瘀、舒筋通络的是

(97~98题共用备选答案)
A. 12%~17%
B. 11%~16%
C. 11%~15%
D. 6%~9%
E. 4.5%~6%
97. 党参的含水量控制在多少不易发生异变
98. 麦冬的含水量控制在多少不易发生异变

(99~100题共用备选答案)
A. 胶囊剂
B. 丹剂
C. 注射剂
D. 散剂
E. 片剂
99. "要求色泽鲜艳,纯净而无杂质"是指
100. "应贮于中性硬质玻璃安瓿中,遮光,防冻结,防高热"是指

参考答案

基础知识

1. D	2. E	3. C	4. A	5. B	6. D	7. C	8. C	9. C	10. C
11. C	12. B	13. A	14. B	15. D	16. E	17. B	18. A	19. A	20. C
21. B	22. A	23. C	24. B	25. E	26. A	27. C	28. B	29. C	30. A
31. B	32. B	33. D	34. B	35. A	36. C	37. A	38. D	39. A	40. C
41. B	42. D	43. D	44. C	45. B	46. B	47. A	48. A	49. D	50. C
51. C	52. C	53. E	54. B	55. A	56. B	57. E	58. B	59. D	60. A
61. D	62. C	63. B	64. E	65. B	66. A	67. C	68. B	69. E	70. D
71. C	72. A	73. A	74. B	75. D	76. A	77. B	78. D	79. B	80. D
81. A	82. D	83. D	84. D	85. B	86. A	87. A	88. E	89. E	90. B
91. C	92. E	93. A	94. B	95. A	96. E	97. E	98. C	99. E	100. A

相关专业知识

1. D	2. B	3. B	4. D	5. C	6. D	7. E	8. D	9. D	10. D
11. A	12. D	13. B	14. B	15. D	16. C	17. D	18. B	19. D	20. D
21. E	22. B	23. E	24. B	25. B	26. D	27. A	28. B	29. D	30. B
31. D	32. A	33. E	34. C	35. B	36. E	37. E	38. A	39. B	40. C
41. B	42. D	43. C	44. C	45. A	46. E	47. E	48. E	49. C	50. C
51. C	52. C	53. B	54. D	55. D	56. A	57. B	58. A	59. D	60. D
61. C	62. C	63. D	64. D	65. E	66. D	67. D	68. E	69. A	70. D
71. D	72. A	73. E	74. E	75. B	76. E	77. D	78. D	79. B	80. A
81. B	82. D	83. E	84. C	85. C	86. E	87. E	88. B	89. E	90. D
91. E	92. A	93. B	94. C	95. C	96. E	97. C	98. B	99. C	100. B

专业知识

1. C	2. A	3. A	4. C	5. E	6. C	7. C	8. D	9. E	10. C
11. D	12. B	13. D	14. A	15. E	16. D	17. C	18. B	19. A	20. C
21. E	22. C	23. E	24. A	25. E	26. B	27. A	28. D	29. C	30. C
31. A	32. D	33. D	34. C	35. D	36. E	37. D	38. B	39. E	40. D
41. C	42. A	43. D	44. B	45. C	46. E	47. B	48. C	49. D	50. D
51. B	52. C	53. A	54. C	55. B	56. E	57. A	58. B	59. B	60. B
61. D	62. E	63. B	64. D	65. D	66. B	67. A	68. E	69. D	70. A
71. E	72. B	73. C	74. B	75. B	76. D	77. D	78. B	79. D	80. A
81. D	82. D	83. E	84. E	85. B	86. C	87. A	88. C	89. E	90. B
91. D	92. E	93. B	94. C	95. B	96. A	97. E	98. D	99. B	100. A

专业实践能力

1. C	2. A	3. B	4. E	5. D	6. D	7. C	8. D	9. D	10. B
11. A	12. A	13. D	14. C	15. B	16. D	17. B	18. A	19. A	20. A
21. A	22. C	23. C	24. A	25. D	26. D	27. D	28. C	29. B	30. E
31. C	32. B	33. E	34. A	35. E	36. E	37. A	38. C	39. E	40. C
41. A	42. C	43. C	44. D	45. C	46. A	47. C	48. E	49. C	50. C
51. A	52. D	53. A	54. A	55. A	56. D	57. E	58. A	59. B	60. C
61. A	62. B	63. A	64. B	65. D	66. C	67. D	68. B	69. A	70. E
71. C	72. B	73. B	74. A	75. C	76. C	77. C	78. A	79. D	80. C
81. C	82. E	83. E	84. D	85. A	86. B	87. D	88. E	89. A	90. D
91. B	92. D	93. A	94. B	95. C	96. D	97. B	98. C	99. B	100. C